@ 2013 Jean Brissonnet
Edition : Books on Demand ; 12/14, rond-point des Champs Elysées
75008 Paris, France
Imprimé par : Books on Demand GmbH, Nordersteld, Allemagne.
ISBN 9782322032136
Dépôt légal aout 2013

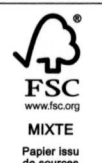

Aux nombreux médecins qui pratiquent leur métier avec rigueur, modestie, respect et compassion.

Autres ouvrages de l'auteur

- Les pseudo-médecines : un serment d'hypocrites
Ed Book-e-book

- Les médecines non conventionnelles
Ou les raisons d'une croyance
Ed Book-e-Book

Finalement, souvenons-nous qu'il y a bien longtemps, il était un pays où des penseurs et des philosophes étaient inspirés par les sciences, pensaient et écrivaient clairement, cherchaient à comprendre le monde naturel et social, s'efforçaient de répandre ces connaissances parmi leurs concitoyens, et mettaient en question les iniquités de l'ordre social.

Cette époque était celle des Lumières, et ce pays était la France.

Alan Sokal - Jean Bricmont

LA MEDECINE POSTMODERNE

PREND LE POUVOIR

Essai

Table des matières

Introduction   5

I- Etat des lieux de la médecine Actuelle   9

   L'évolution de la médecine   10

   La dictature médicale   29

   L'évolution des patients   52

II-Le postmodernisme   57

   Le relativisme   58

   Le cas de la médecine   62

III-La prise de pouvoir   67

   Les premiers feux   68

   Un point de non-retour ?   78

   Elles sont déjà parmi nous   82

   Le politique s'en mêle   90

   Les académiciens baissent les bras   105

   Tout espoir n'est pas perdu   112

IV-La croisée des chemins   121

Sources   125

Annexe I   127

Placebo, es-tu là ?	*127*
Annexe II	**149**
À propos de l'efficacité de l'acupuncture	*149*
Annexe III	**155**
Acupuncture et effet paillasson	*155*
Remerciements	**162**

INTRODUCTION

Cet essai est le résultat d'une réflexion, qui s'étale sur plus de 15 années, et qui concerne le problème des médecines non conventionnelles.

Le premier article que j'ai écrit sur ce sujet date de 1997, il a été distribué dans le cadre du cercle Zététique et traitait de l'homéopathie. Plusieurs autres articles ont suivi, traitant de l'acupuncture, de l'ostéopathie et de la psychanalyse.

J'ai ensuite assuré pendant plusieurs années la vice-présidence de l'Association française pour l'information scientifique (AFIS) et j'ai publié de nombreux articles, dans le même domaine, sur le journal de cette association : « *science… et pseudo-sciences* ».

C'est en 2002 que le professeur Henri Broch m'a contacté en me proposant de rassembler un certain nombre de mes articles et de les compléter pour les publier dans un ouvrage qui s'est intitulé : « Les pseudo-médecines, un serment d'hypocrite ». À la suite de cette publication, j'ai reçu de nombreuses demandes de conférences sur le thème traité. Je suis intervenu deux fois dans un colloque médical pour y traiter de l'homéopathie face à la douleur et du placebo. J'ai ensuite publié « *Les médecines non conventionnelles ou les raisons d'une croyance* » dans une série intitulée « Une chandelle dans les ténèbres », encore aux éditions Book-e-book.

Conférences, articles, débats et interventions dans les médias télévisuels ou radiophoniques se sont ensuite succédé.

Je dois avouer qu'au cours de ces années, mes convictions profondes sur les problèmes médicaux et la pratique de la médecine ont largement évolué. Je me suis fait le défenseur d'une médecine basée sur les preuves comme on se fait le défenseur de la physique, de la chimie, ou des mathématiques. Avec le temps, j'ai été forcé de constater que la médecine se situe en fait entre la science et la technique. Dans les sciences dures, il est relativement facile de faire la distinction entre ce qui est du domaine scientifique et ce qui est du domaine des applications technologiques. La science est incontestable, car elle est basée sur une méthodologie qui permet, le plus souvent, de séparer le vrai du faux. La technologie n'est qu'une application de la science. Par là même, elle peut être détournée, utilisée à des fins condamnables, malfaisantes ou mercantiles.

La science a découvert l'atome et la radioactivité. Cette découverte a conduit à des applications militaires condamnables. Elle a aussi mené à la réalisation de centrales électriques qui, quoi qu'en disent certains, constitue la meilleure solution contre l'effet de serre. Elle a enfin permis la mise au point des techniques de radiothérapie qui, chaque jour, sauvent des vies humaines. Ceux qui utilisent ces techniques n'avancent pas masqués. Le politique ou le militaire ne sont pas des scientifiques. Le fournisseur d'énergie peut-être imprudent et sacrifier la sécurité au profit, mais ce n'est pas un scientifique. Même le médecin qui pratique une radiothérapie peut le faire à mauvais escient ou dans des conditions insatisfaisantes, mais ce n'est pas un scientifique.

Les informations que j'ai pu recueillir pendant toutes ces années m'amènent aujourd'hui à reconnaître, avec beaucoup d'autres, que la première cause du succès des médecines dites « non conventionnelles » est le dysfonctionnement de la pratique médicale d'aujourd'hui. On n'adhère pas aux médecines non conventionnelles pour ce qu'elles sont (on ne le sait généralement même pas), on y adhère par rejet de la pratique médicale conventionnelle qui n'est devenue, elle aussi, qu'une technique.

C'est pourquoi il paraît nécessaire de voir comment la médecine moderne a évolué et comment elle est en train de subir les assauts d'une médecine postmoderne qui a bien l'intention de la supplanter.

Je ne suis qu'un observateur extérieur. Je ne suis ni médecin, ni guérisseur, ni lié en aucune façon à l'industrie pharmaceutique et je déclare n'avoir aucun conflit d'intérêt, ni financier, ni amical, ni corporatiste en ce qui concerne le sujet traité.

Jean Brissonnet

I- ETAT DES LIEUX DE LA MEDECINE ACTUELLE

> *Les faux savants ont une grande soif de tout* expliquer, *mais ils sont très peu ardents pour les preuves. Ils expliquent tout, mais ne prouvent jamais rien. Ils courent à l'explication, mais non à la preuve.* Claude Bernard - *"Cahier de Notes"*

Le mot « médecine » recouvre en fait, dans l'esprit du grand public, deux acceptions.

La première, c'est la médecine dite « scientifique », celle qui a fait passer l'espérance de vie à la naissance d'environ 48 ans en 1900 à plus de 81 ans en moyenne en 2012, celle qui fait qu'on ne meurt plus du sida, celle qui a vaincu les maladies infectieuses et celle qui fait des merveilles en chirurgie cardiaque. Elle est le fait des chercheurs, des praticiens hospitaliers, des biologistes, des spécialistes d'imagerie médicale.

La seconde, c'est la médecine de tous les jours, c'est-à-dire la pratique médicale privée, par les médecins généralistes et spécialistes, dans un but purement clinique.

Ces deux domaines se sont de plus en plus séparés au fil de l'évolution de la connaissance médicale et si le premier d'entre eux n'est guère contesté, le second est l'objet de nombreuses critiques qui proviennent de dérives difficilement compréhensibles.

Il est important de comprendre pourquoi.

L'EVOLUTION DE LA MEDECINE

D'Hippocrate a Claude Bernard

La médecine a toujours connu, depuis les temps les plus reculés, une position privilégiée dans les sociétés. D'aussi loin que datent les récits sur ce thème, existe dans toutes les communautés un individu particulier qui revendique le pouvoir de guérir. Il a de ce fait une position enviée, il est admiré, mais aussi il est craint, car celui qui peut faire le bien peut aussi parfois faire le mal. On va donc voir se succéder, selon le lieu et le temps, des hommes-médecine, des chamans, des sorciers, des guérisseurs. Ils ont en commun de n'appuyer leur puissance que sur une attitude particulière, gestuelle, vestimentaire, ornementale et, avec le temps et une suite d'essais empiriques, une certaine connaissance des plantes ou des conditions qui favorisent la guérison. Ces connaissances se sont développées au fil des générations et se sont transmises, souvent de père en fils. L'initié tire généralement parti de sa position, par des avantages matériels ou intellectuels. Il est le sage, le savant, à qui l'on vient demander secours et, par ce qu'on appelle aujourd'hui un « biais de mémorisation », à qui l'on attribue les mérites de la guérison, lorsqu'elle se produit, rejetant sur les dieux la responsabilité des échecs. Entre le chaman traditionnel d'autrefois et le guérisseur berrichon d'aujourd'hui, n'existe en fait aucune différence en matière de réalité des soins.

Pourtant, depuis l'Antiquité, il existe des pratiques médicales organisées : le Code d'Hammourabi, daté d'environ 1750 av. J.-C., établissait déjà une certaine forme de législation médicale et sociale. Dans l'Égypte ancienne, l'activité des médecins était régie par des règles précises et il existait déjà des médecins généralistes et des spécialistes. A l'inverse de ce qui se passe aujourd'hui, les généralistes étaient plus considérés et mieux payés que les spécialistes, car ils étaient supposés avoir des connaissances plus vastes. En Chine et en Inde se pratiquaient déjà des soins et des actes médicaux qui nous sont parvenus, sans modification majeure, à travers la médecine chinoise et la médecine ayurvédique pratiquée de nos jours.

En occident, il faudra attendre le cinquième siècle av. J.-C. pour qu'apparaisse dans la Grèce antique une pratique médicale généralisée, au départ fortement liée à la religion, mais qui s'en détachera peu à peu pour s'affirmer avec Hippocrate. Elle marque symboliquement le début d'une certaine forme de médecine moderne dans la mesure où, rejetant toute cause sacrée, elle admet que les maladies relèvent du naturel et elle met en œuvre une médecine basée sur l'observation, une certaine forme d'auscultation et l'utilisation de régime et de prescriptions.

Bien plus tard, c'est encore à un grec, Galien, qu'à l'époque romaine, on devra de nombreuses découvertes dans le domaine de l'anatomie.

La période moyenâgeuse qui suivra la chute de l'Empire romain ne sera guère propice aux progrès de la connaissance et c'est à nouveau à la fureur des dieux que seront attribuées les grandes épidémies qui ravageront l'Occident pendant cette période. Le poids de l'église, prépondérant, ne souhaite en aucun cas changer l'ordre divin. Ainsi, les dissections ou même les palpations sur les corps humains sont interdites. Le progrès des études médicales n'est cependant pas totalement interrompu pendant cette période qui voit se fonder l'École de médecine de Salerne en Italie du Sud, puis au XVIIIe siècle, l'école de Montpellier qui reste la plus ancienne du monde encore en activité. Elle sera suivie par la fondation des écoles de Paris, de Padoue, de Bologne et d'Oxford, ce qui prouve que la médecine de cette époque fait cependant l'objet d'un enseignement organisé.

DE CLAUDE BERNARD AUX ETUDES CLINIQUES CONTROLEES

C'est au milieu du XIXe siècle que la science va définitivement prendre le pouvoir dans la médecine. C'est d'abord Charles Darwin qui explique les mécanismes qui président à l'évolution des espèces vivantes lorsqu'il publie en 1859 : « De *l'origine des espèces au moyen de la sélection naturelle, ou la préservation des races favorisées dans la lutte pour la vie* ». A la même époque, Louis Pasteur, après avoir travaillé sur les fermentations, mène un difficile combat contre les partisans de la génération spontanée. L'existence des microbes sera finalement admise lorsqu'il publiera, en 1861, son : « *Mémoire sur les corpuscules organisés qui existent dans l'atmosphère. Examen de la doctrine des générations spontanées* ». En 1865, Gregor Mendel publie : « *Expériences sur les plantes hybrides* » où il expose les premières lois de l'hérédité et ouvre la voie à la génétique.

Pourtant, les vrais débuts de la médecine dite scientifique se situent lorsque Claude Bernard publie son ouvrage fondateur : « *Introduction à l'étude de la médecine expérimentale* », en 1865. Dans cet ouvrage, il écrit : « *Un médecin qui essaye un traitement et qui guérit ses malades est porté à croire que la guérison est due à son traitement. Souvent, des médecins se vantent d'avoir guéri tous leurs malades par un remède qu'ils ont employé. Mais la première chose qu'il faudrait leur demander, ce serait s'ils ont essayé de ne rien faire* ». Mais la véritable innovation proposée est la mise en avant de la contre-épreuve qui préfigure ce que seront plus tard les études cliniques contrôlées. Il écrit : « *En effet, pour conclure avec certitude qu'une condition donnée est la cause prochaine d'un phénomène, il ne suffit pas d'avoir prouvé que cette condition précède ou accompagne toujours le phénomène ; mais il faut encore établir que, cette condition étant supprimée, le phénomène ne se montrera plus. Si l'on se bornait à la seule preuve de présence, on pourrait à chaque instant tomber dans l'erreur et croire à des relations de cause à effet quand il n'y a que simple coïncidence. Les coïncidences constituent, ainsi que nous le verrons plus loin, un des écueils les plus graves que rencontre la méthode expérimentale dans les sciences complexes comme la biologie. C'est le « post hoc, ergo propter hoc » des médecins auquel on peut se laisser très facilement entraîner, surtout si le résultat de l'expérience ou de l'observation favorise une idée préconçue ».*

Ce n'est donc pas parce qu'un médicament ou un traitement semble guérir un malade que la preuve est faite de son action ; encore faut-il que l'absence de médicament ou de traitement soit suivie d'une absence de guérison.

On voit immédiatement la difficulté de mettre en œuvre de telles conditions expérimentales. Il est évidemment impossible de faire l'épreuve et la contre-épreuve sur un même individu. Ceci conduira les chercheurs à mettre en œuvre leurs expérimentations sur de nombreux patients. Ils seront ensuite amenés à faire en sorte que le patient et même le médecin ignorent si un individu donné est soigné ou non. C'est ce qui sera formalisé grâce au double aveugle contre placebo. Plus tard, d'autres exigences viendront s'y ajouter : analyse statistique, publications dans des journaux internationaux à comité de lecture, prise en compte des erreurs inhérentes à toute mesure. On arrivera ainsi progressivement aux études cliniques contrôlées telles que nous les connaissons actuellement.

[Les lecteurs, pour plus de détails sur les différentes méthodes d'évaluation peuvent se reporter à mon ouvrage précédent « *Les médecines non conventionnelles ou les raisons d'une croyance* » p 8 à 13.]

L'EVOLUTION DE LA CLINIQUE
D'une médecine de transmission à l'EBM

L'obtention d'un diplôme revient à acquérir dans un domaine particulier une qualification suffisante pour exercer son métier.

Pendant très longtemps, les médecins se limiteront à cette « qualification suffisante ». Beaucoup d'entre eux se référeront d'ailleurs à ce que « leurs maitres leur ont appris ». Bien sûr, leur propre expérience les amènera à modifier leurs pratiques, mais ceci ne se fait pas toujours sans inconvénient. C'est ce que dénoncent Skrabanek et McCormick dans leur ouvrage : « *Idée folle, idées fausses en médecine* ». Pour eux, le médecin va souvent être la victime d'un certain nombre de sophismes et aussi de l'argument d'autorité qui l'amène à croire que quelque chose est vrai parce que la source d'information fait autorité. Il va parfois faire des extrapolations inappropriées et surtout ne pas se méfier suffisamment de la valeur de sa propre expérience. Les auteurs citent un exemple : « *un médecin acquit une grande réputation en diagnostiquant une affection rare. Le diagnostic fut d'abord tourné en dérision par ses collègues, mais il fut confirmé par une intervention chirurgicale. Le médecin fut hautement félicité. Depuis, il a continué à porter le même diagnostic chez les malades semblables, se trompant dans chaque cas et provoquant des interventions chirurgicales inutiles. »* Et les auteurs de conclure : « *les anecdotes et les histoires horribles de cliniciens sont bien connues. Elles donnent de la vie à une conférence ou à une table ronde. « Le dernier cas de ce genre avait... » ou « dans mon expérience... », devrait toujours être accompagné d'une appréciation objective de la probabilité préalable et de la véritable fréquence de ce type d'événements fondés sur des sources indépendantes et fiables. L'expérience personnelle ne peut jamais remplacer l'appréciation critique, de solides données et des expérimentations adaptées »*.

C'est peut-être cette constatation qui a amené Gordon Guyatt à créer dans les années 1980, au Canada, la notion d'Evidence based medicine (EBM). Le terme anglais « evidence » signifie preuves ou plus généralement « faits probants ». Ce qui veut dire que cette nouvelle approche ne prône pas une négation de l'expérience clinique individuelle, mais que celle-ci n'en constitue qu'une des bases.

La démarche de l'EBM s'appuie en effet sur trois composantes : l'expérience clinique du praticien, les données les plus récentes de la recherche clinique et les préférences du patient. Fait très important : c'est sans doute la première fois que l'on voit apparaître l'avis du patient dans une démarche médicale. Quelle révolution !

L'expérience clinique du praticien est une donnée individuelle sur laquelle il est très difficile d'agir, sauf par une incitation au développement de l'esprit critique et une connaissance des pièges précédemment évoqués.

La grande nouveauté de cette démarche, c'est l'importance de la recherche documentaire, ce qui nécessite du temps, une méthodologie rationnelle, un apprentissage et la disposition de données en nombre suffisant. Elle s'appuie bien sûr sur les différentes publications médicales, mais elle nécessite aussi de nos jours de faire appel aux bases de données informatiques. C'est une démarche contraignante qui, par le temps qu'elle demande, est difficilement compatible avec la médecine de terrain telle qu'elle est pratiquée aujourd'hui.

Du généraliste à l'hyperspécialisation

Si l'on s'en réfère à un passé encore assez récent, on constate qu'au début du XXe siècle la médecine était représentée par un seul homme : le généraliste. On lui donnait, non sans une certaine tendresse, le nom de médecin de famille, parfois aussi de médecin de campagne. C'est l'image d'Épinal qui est restée dans les mémoires.

Dans un blog qui lui est dédié, le docteur Albert Mathé, résidant à Augerolle dans le Puy-de-Dôme, raconte ses mémoires. Il évoque ses déplacements difficiles sur un vélomoteur d'occasion, sur des routes en mauvais état, avec des visites souvent de l'ordre de 12 à 15 km, et raconte avec une certaine nostalgie ses démêlés avec les rudes hivers du Massif central qui lui valurent certaine fois de rentrer chez lui sur un tombereau attelé de deux vaches. Il parle des habitants de la contrée, sans protection sociale et sans couverture maladie, qui ne l'appelaient que lorsque les choses devenaient très sérieuses et parfois trop tard. Il décrit les appels de jour comme de nuit, pour un accident ou une fausse couche qui l'obligeaient parfois à interrompre les réunions de famille. Quant aux problèmes psychiques qui, dit-il, « *empoisonnent l'existence des médecins d'aujourd'hui, il n'y en avait pratiquement pas. Les femmes allaient se confesser vers le curé, ce qui valait bien les psychanalystes !* »

C'est seulement en 1943 qu'une loi marque la fin des hospices réservés aux plus miséreux et crée l'hôpital et les médecins hospitaliers, mais c'est seulement la réforme de 1958, initiée par le professeur Robert Debré, qui crée les centres hospitaliers universitaires tels que nous les connaissons aujourd'hui. Ce sont ces centres qui non seulement assurent la pérennité des soins, mais sont les lieux de recherche et d'enseignement. Les médecins, auparavant uniquement formés de manière théorique, passeront obligatoirement par l'hôpital avant de commencer leur carrière. Cette réforme, qui marque un énorme pas en avant dans l'histoire de la médecine moderne ne va pas être sans inconvénient. La création de plateaux hospitaliers spécialisés et des praticiens qui les accompagnent va séparer la médecine générale des spécialités définies à partir de pathologies particulières (cardiologie, dermatologie...), de l'âge des patients (pédiatrie, gériatrie…), ou de la nature technique du travail (radiologie, échographie…).

Ces spécialistes, dont la formation se prolonge par un internat, vont vite se considérer comme l'élite de la profession. Les généralistes seront vus comme des médecins inférieurs qui ont tout simplement échoué au concours de l'internat. On verra même se mettre en place une hiérarchie insidieuse entre les spécialités, les plus techniques prenant le pas sur celles qui ne réalisent que des actes cliniques.

On connaît l'histoire de ce jeune praticien, fraîchement diplômé, qui va rendre visite au médecin de famille qu'il a connu dans son enfance.

« Bravo, jeune homme, nous voici maintenant collègues ! »

« En fait », rectifie le jeune homme, « je suis spécialiste et je vais travailler dans un groupe d'oto-rhino-laryngologie ». Et il ajoute avec fierté « mais je ne m'occuperai que du nez. »

« La narine droite ou la narine gauche ? » questionne alors le vieux médecin dans un sourire.

Le temps a passé. Actuellement, on admet qu'en France, un médecin sur deux est un spécialiste. Si l'on excepte ceux qui travaillent à l'hôpital, le plus grand nombre exerce en ville. Beaucoup d'entre eux (cardiologue, gastro-entérologue…), sont amenés à faire l'acquisition de matériel coûteux qu'il leur faudra bien amortir. D'où la tentation de multiplier le nombre d'actes, pas toujours utiles comme nous le verrons plus loin.

Les dérives

Les dérives mercantiles

Pour le public, les laboratoires pharmaceutiques le disputent probablement aux fabricants d'armes sur le podium des industries les plus honnies. Cette détestation est largement utilisée dans de nombreuses œuvres de fiction. Depuis : « The constant gardener », les livres, les séries ou les films qui prennent pour thème les dérives les plus diverses de l'industrie pharmaceutique sont innombrables. Cette image, bien noire, est certainement justifiée. Encore faut-il se souvenir que les laboratoires pharmaceutiques sont des entreprises comme les autres. L'Etat n'a jamais voulu se charger de la recherche médicale et il s'est tourné pour ce faire vers le secteur privé. Nul étonnement donc si celui-ci, comme à son habitude, est motivé avant tout par la recherche du profit.

Encore ne faudrait-il pas oublier que ce ne sont pas les responsables des laboratoires qui signent les ordonnances.

C'est pourquoi le maximum va être fait pour inciter les médecins à la prescription. Il n'est pas utile de revenir ici sur le rôle bien connu des visiteurs médicaux et la place qu'ils tiennent dans ce domaine. Mais les choses vont souvent plus loin et certains grands professeurs hospitaliers ont des relations fort peu éthiques avec le domaine de l'industrie.

Dans son ouvrage : « Patients si vous saviez », le Dr Christian Lehmann, généraliste, écrit : « *les firmes savent bien qu'un médicament prescrit par un grand professeur d'université a peu de chances d'être changé par un médecin généraliste* », et il ajoute avec lucidité : « *Il suffirait que le niveau d'exigence des médecins s'élève pour que l'industrie pharmaceutique soit obligée de modifier ses stratégies commerciales* ».

Fin 2012 et début 2013, c'est l'affaire du médiator qui fait la "une" des journaux. Elle révèle que les laboratoires infiltrent non seulement un certain nombre de sociétés savantes, mais aussi des organismes de contrôle. Le docteur Irène Frachon, pneumologue à Brest, qui a été la première à dénoncer les risques de ce médicament, a déposé le 26 janvier 2013 devant la commission parlementaire de l'Assemblée nationale créée à cet effet. Elle raconte avoir été l'objet de menaces provenant de membres de l'agence du médicament (Afssaps), qui ont été jusqu'à essayer de « *l'interdire d'exercice* ». Elle constate que, dans les commissions de l'Afssaps, les laboratoires semblaient être « *comme chez eux* ». Elle dénonce le fait qu'on « *retrouve tous les mêmes experts dans différentes commissions* ». Elle cite un expert travaillant pour la commission nationale informatique et liberté (qui vérifie le protocole des études) qui était aussi délégué de l'Afssaps, avait expertisé son étude, « *l'avait jugée non valide et avait freiné sa parution* ». Elle a enfin souligné la « *proximité très forte entre l'Afssaps et l'industrie pharmaceutique, et la proximité de l'industrie pharmaceutique et de la communauté médicale et de recherche* ».

Dans l'affaire du Médiator, on apprend le 3 avril 2013 que le parquet de Paris a chargé les juges d'instruire à l'encontre du professeur Griscelli l'effet de « *prise illégale d'intérêts* ». Il avait déjà été entendu au mois de décembre 2012 sous le régime de la garde à vue et les enquêteurs ont découvert « *trois contrats d'expert de prestations intellectuelles signées entre M. Griscelli et les laboratoires Servier représentés par M. Seta pour une somme globale de 260.000 euros pour la période de 2008 à 2010* ».

Le Pr Griscelli est-il un de ces moutons noirs comme il en existe dans toutes les professions ? Est-il un praticien aigri, déclassé, qui en est réduit à « faire des ménages » pour l'industrie pharmaceutique ? Hélas non ! C'est un chercheur de grande qualité. Quelqu'un qui fait référence en ce qui concerne les déficits immunitaires d'origine héréditaire. Il a été directeur de l'INSERM, conseiller d'Etat et vice-président de la fondation des hôpitaux de Paris. Il a créé un traitement par greffe de moelle osseuse pour les bébés bulles et démontré la réalité du passage du virus du sida de la mère à l'enfant. Comment un homme de cette valeur peut-il avoir été amené à se livrer à des faits aussi répréhensibles et aussi peu conformes à l'éthique de son métier ? Le saura-t-on jamais...

C'est à propos de cette affaire que le professeur Béraud, dont nous parlerons plus loin, devenu conseiller du président de la mutualité française, écrit le 5 avril 2013 : « *Les morts et les souffrances liées : à la négation des risques liés aux transfusions de sang contaminé ; à la fabrication, sans hygiène et précaution élémentaire, de l'hormone de croissance ; à la mise sur le marché par les industriels, avec la bénédiction des agences gouvernementales et européennes, de dispositifs médicaux : certaines prothèses mammaires et de hanche et surtout de médicaments anti-inflammatoires (coxibs), contraceptifs (de 3e et 4e génération), amaigrissants (mediator, rimonabant), antidiabétiques (glitazones) à l'efficacité incertaine, dont les risques étaient connus des industriels, mais dissimulés (expliquant pourquoi les médicaments seraient la troisième cause de mortalité après les cancers et les affections cardiovasculaires), éclaireront-elles la conscience des responsables politiques et celle des citoyens, susciteront-elles les mesures réglementaires et les améliorations de la délivrance des soins indispensables à la sécurité, à l'efficacité et à la légitimité des prestations médicales ?* ». On est en droit d'en douter.

Mais ces relations avec l'industrie pharmaceutique, aussi critiquables soient-elles, ne sont pas les seules dérives imputables au corps médical.

En septembre 1992, le même professeur Claude Béraud, gastro-entérologue et médecin-conseil à la caisse nationale d'assurance-maladie à cette époque, avait fait scandale avec un rapport fracassant sur les gaspillages dans le domaine de la santé. Il avait dénoncé « *la très grande fréquence de la "petite délinquance" chez les praticiens libéraux* » et avait ajouté de manière provocante qu'elle était « *certainement plus répandue que chez les adolescents au chômage* ». Il évoquait les actes médicaux fictifs, les dépassements d'honoraires inacceptables, les fraudes sur le prix des prothèses et - ô scandale - « *la mansuétude du conseil de l'ordre* ». Il avait alors évalué que ces abus correspondaient chaque année à 120 milliards de francs de pertes (environ 25 milliards d'Euros 2012) sur le budget de l'assurance-maladie. Pourtant, le professeur Béraud n'a rien d'un révolutionnaire. Il est décrit comme un humaniste, très soucieux du rapport médecin/malade, mais qui a toujours été partisan d'une évaluation médicale. C'est seulement à la veille de la fin de son mandat qu'il a publié son rapport, car il est probable que s'il l'avait fait plus tôt, il ne serait pas resté en place. A la suite de la publication de ce que certains journalistes ont appelé : « Le *testament du docteur Béraud* », il a déclaré : « *franchement, en arrivant à la CNAM, je ne pensais pas qu'il existait autant de fraudes. Lorsque 1 700 arrêts de travail de complaisance sont signés par des médecins aux gardiens de prison, qu'est-ce si ce n'est de la délinquance ? D'ailleurs, l'an passé, 44 000 des 70 000 arrêts de travail posaient des problèmes de régularité* ». Sûr de lui, il ajoutait d'ailleurs : « *personne n'a remis en cause le fondement de mon rapport* ».

On pourrait croire que le ministre des Affaires sociales, qui était à l'époque René Teulade, aurait profité de l'occasion pour prendre les mesures qui s'imposaient. En fait, ce même ministre, non seulement n'a pris aucune mesure, mais il a publié un communiqué pour prendre la défense des médecins. Les syndicats médicaux ont évidemment émis les plus vigoureuses protestations et plusieurs plaintes ont été déposées devant le conseil de l'ordre. Ces plaintes n'ont évidemment jamais abouti. Le Pr Beraud avait probablement trop de munitions dans sa cartouchière.

Les dérives fonctionnelles
Nous avons vu que la médecine basée sur les preuves s'appuie sur trois éléments dont la prise en compte des références publiées dans les journaux scientifiques est certainement le plus important.

Encore faut-il que la qualité de ces publications soit certaine ! Or, ce n'est pas toujours le cas, pour de multiples raisons.

La première est qu'il existe de par le monde une grande multitude de publications privées qui ont peu à peu pris le pas sur les publications réalisées en interne par les organismes scientifiques. Certaines de ces publications sont exigeantes et possèdent des comités de lecture particulièrement vigilants. On peut citer dans cette catégorie des journaux comme : *Nature, Science, The New England journal of Medicine, the Lancet* et *PNAS*. À l'opposé existent d'obscurs journaux dont la survie dépend en grande partie de la publicité et dont le but est même parfois spécifiquement de publier les articles d'un domaine contestable (médecines non conventionnelles, homéopathie, etc.). Par ailleurs, certains pays se sont fait une spécialité des publications biaisées. Dans un article du syndicat national des chercheurs scientifiques (FSU), on indique que la Chine développe un véritable marché de la contrefaçon scientifique qui est estimé à 150 millions de dollars et certaines sources avancent qu'environ un tiers des personnes interrogées dans cinq des meilleurs laboratoires reconnaissent avoir fraudé.

Les erreurs qui peuvent se trouver dans les publications scientifiques sont de plusieurs natures.

- Certaines sont tout simplement involontaires. Non seulement elles sont excusables, mais elles peuvent être fécondes en guidant le chercheur vers une nouvelle voie.
- Certaines sont volontaires et il me faut rappeler ici l'affaire Wakefield, dont l'auteur a réussi à tromper un comité de lecture pourtant irréprochable. Dans un article paru dans le *Lancet* en 1998, l'auteur établit un lien entre le vaccin ROR et l'apparition d'autisme chez 12 enfants vaccinés. Cette étude a eu, bien entendu, un retentissement international, mais dès 2004, le *Lancet* réfutait les allégations publiées et mettait en cause cette publication. Des recherches ont ensuite montré qu'il n'existe aucun lien entre autisme et vaccins. Pourtant, cet argument est encore utilisé par les opposants à la vaccination et il a été la cause d'une hausse importante de la rougeole dans les pays développés. Il s'agit donc d'une fraude volontaire et le journaliste Brian Deer a montré que les cas évoqués dans la publication ne correspondaient pas au dossier des enfants et que, dès l'été 1996, le médecin avait été mandaté par un

lobby anti vaccination qui avait financé ses travaux. Il est d'ailleurs parti ensuite au Texas pour travailler pour ces mêmes lobbies.
- Certaines, enfin, sont dues au système de financement de la recherche. Tout chercheur garde en permanence un œil sur son « facteur d'impact » c'est-à-dire un système de cotation qui indique combien de fois son article est cité. Ce facteur est publié chaque année par Thomson Reuter, l'un des cinq grands groupes de publications scientifiques. Depuis une vingtaine d'années la recherche scientifique est ligotée par le mot d'ordre « publish or perish », publiez ou périssez ! Or, ce qui avait pour but de purger la recherche de ces éléments médiocres a en réalité favorisé un système de fraude, de pillage et de plagiats.

Dans un article publié en avril 2013 dans *le quotidien du médecin*, les auteurs – le Dr Fabrice Lakdja et le Pr Gérard Ostermann – mettent aussi en cause la recherche de gros titres. Ils citent des exemples.

C. Glenn Begley, ancien responsable de la recherche mondiale sur le cancer chez le géant pharmaceutique Amgen et auteur de l'analyse (C. Glenn Begley & Lee M. Ellis Drug development : Raise standards for preclinical cancer research, Nature 483, 531–533, 29 March 2012), a été incapable de retrouver les résultats de 47 des 53 études qu'il a examinées. Il semble que les chercheurs ont tout simplement inventé des découvertes et de gros titres qui attireront l'attention, au lieu de publier ce qu'ils ont réellement constaté, ce qui leur permet d'entretenir un flux régulier de subventions, mais trompe le public.

L'Académie Nationale des Sciences aux États-Unis (Ferric C. Fang, R. Grant Steen, and Arturo Casadevall Misconduct accounts for the majority of retracted scientific publications PNAS 2012 ; published ahead of print October 1, 2012) vient de rendre publique la hausse de la fraude dans les sciences de la vie : plus de 400 articles frauduleux ! Et ces derniers, retenus comme crédibles, sont utilisés pour éditer des recommandations avec des conséquences considérables pour les prescriptions médicales !

Les auteurs de cet article attirent alors notre attention sur les conséquences de ces manquements pour le développement des médecines non conventionnelles : *« Notre inquiétude ira aussi à l'expansion des autres médecines non conventionnelles qui trouveront probablement un alibi à leurs pratiques puisque la recherche dans la médecine académique est sujette à caution : elle n'est pas si fiable, si plausible que cela et plus encore, du fait de ces falsifications nombreuses rendues publiques, elle pourrait être vécue comme vraiment dangereuse »*, et ils concluent : *« Nous pouvons saluer la revue « Prescrire » (février 2013/tome 33 n°352) qui a le courage de publier une liste de médicaments à écarter de la prescription au terme d'analyses publiées sur 2 ans en exhortant les autorités sanitaires et politiques à prendre des mesures immédiates pour limiter les remakes des scandales récents ».*

Il est à noter que la liste des médicaments à proscrire, publiée par cette revue, est en accès libre de téléchargement sur son site (http://bit.ly/12bWVQ7), de manière à informer gratuitement non seulement les médecins mais aussi les patients.

L'État doit-il laisser ce genre d'initiative à quelques médecins courageux ? Ne peut-il créer une véritable agence des pratiques médicales et médicamenteuses totalement indépendante de tout conflit d'intérêts et qui ne réserve pas ses informations aux seuls médecins ?

LA DICTATURE MEDICALE

Cette expression est volontairement reprise du titre d'un ouvrage publié par Bernard Kouchner, médecin lui-même, qui en 1996 fait le terrible bilan de l'attitude des médecins et de leur comportement, à la fois face aux patients et face aux problèmes rencontrés par la sécurité sociale. Il faut noter que, quelques années après cette publication, le même Bernard Kouchner sera, à plusieurs reprises, nommé ministre de la Santé et que les choses n'ont pas pour autant vraiment changé.

FACE AUX STRUCTURES

Les Français ont une confiance aveugle dans leur système de santé, dont on leur a répété inlassablement qu'il était le meilleur du monde, alors qu'on constate qu'il est en fait à bout de souffle. Ce qui n'empêche pas les professionnels de santé (médecins, pharmaciens, laboratoires, infirmiers…), de défendre, toutes griffes dehors, leurs avantages acquis, fût-ce au détriment des malades.

Tout le monde fait confiance au contrôle de l'État. Mais que contrôle-t-il vraiment ? Les tarifs hospitaliers, certes ; le nombre de lits des hôpitaux, assurément ; et sans aucun doute, le prix des médicaments. Pendant ce temps, les médecins disposent de tous les droits : s'installer où ils le veulent, obtenir de droit le conventionnement avec la sécurité sociale, multiplier le nombre d'actes (certains médecins se vantent d'en faire quotidiennement plus de 60) et prescrire tous les médicaments qu'ils veulent, sans aucun contrôle. La sécurité sociale, les yeux bandés, rembourse sans se poser de questions.

En Europe, seule la France reste crispée sur sa vision libérale de la médecine et au dogme immuable du paiement à l'acte. Les autres pays ont remis en cause cette vérité révélée et utilisent aussi un mode de rémunération de type salariat ou de type capitalisation.

Le salariat ou rémunération fixe apporte aux médecins un revenu forfaitaire pour un temps de travail défini. Ceci a évidemment l'inconvénient de ne pas tenir compte du travail réellement effectué au cours de ce temps. Seuls les médecins hospitaliers sont soumis, en France, à ce type de rémunération et, dans la mesure où ils opèrent au sein d'une collectivité, il ne semble pas que cela provoque de dysfonctionnements majeurs.

La capitalisation revient à apporter aux médecins un revenu qui dépend du nombre de patients inscrits dans leur cabinet.

Si l'on compare le paiement à l'acte et la capitalisation, on comprend rapidement que le premier va générer la multiplication des actes et créer des stakhanovistes médicaux, alors qu'au contraire la capitalisation risque, d'ailleurs comme le salariat, de provoquer une démotivation des praticiens. C'est pourquoi la plupart des pays utilisent des types de rémunération complexe qui font appel aux trois modes de paiement dans des proportions variables. Il ne semble pas que, dans l'état actuel, une solution idéale ait été trouvée. Du moins, à l'exception de la France, tous les pays ont eu le mérite de se poser la question et de lui chercher une solution plus satisfaisante.

FACE AUX PATIENTS
Toute personne qui se trouve avoir, en public, plaidé la cause de la médecine scientifique ou critiqué les médecines non conventionnelles, voit affluer vers elle, à la fin de son intervention, des auditeurs qui viennent lui opposer des arguments qui tiennent, non à la médecine elle-même, dont chacun s'accorde à dire qu'elle a incontestablement amélioré la santé et prolongé l'espérance de vie, mais au comportement des médecins. Et comme il apparaît que l'une est souvent confondue avec l'autre, on nous explique alors que c'est la raison pour laquelle on préfère se tourner vers les médecines non conventionnelles.

On y décrit le praticien qui vous reçoit sans un mot, vous indique du doigt la table d'examen et vous écoute en tripotant son ordinateur. Il vous ausculte ensuite rapidement sans poser une question, retourne à son bureau griffonner une ordonnance de 5 à 6 lignes en disant « vous prendrez cela » alors que vous êtes encore en train d'enfiler la manche de votre veste, et ajoute en désignant la porte du doigt : « vous paierez à ma secrétaire ». On évoque celui qui se moque de son patient ou celui qui, sûr de sa toute-puissance et désirant la conserver, le considère avec mépris et refuse de lui communiquer les informations qu'il désire. On fustige celui qui se croit infaillible ou celui qui refuse de prendre un patient au prétexte qu'il est à la CMU.

Il n'est évidemment pas question de généraliser et de penser que tous les médecins se comportent ainsi. Il existe des médecins consciencieux, à l'écoute de leur patient, qui prennent le temps de leur expliquer maladie et traitement en se gardant bien de manifester les moindres signes de mépris. Ils considèrent leur malade avec tout le respect que l'on doit à un adulte responsable, quelle que soit sa formation, son origine ou son milieu social.

Pourtant, les témoignages de ce genre sont si nombreux qu'il est impossible de les passer sous silence. Tous ceux qui dialoguent sur ce sujet avec le public le savent bien. Ainsi, Martin Winckler, l'auteur de « la maladie de Sachs », l'indique parfaitement sur son site Internet. En juin 2011, il a commencé à y poster un feuilleton intitulé :

« *Les médecins maltraitants – comment les reconnaître ? Que faire quand on les a subis ?* » Dès le début, il mentionne que ce texte est écrit : « *en réaction à plusieurs centaines de messages que m'ont envoyés lecteurs/trices ou journalistes, et qui pourraient se résumer par les questions suivantes : "Pourquoi certains médecins se comportent-ils comme des brutes en imposant à leurs patients des comportements agressifs ou sans égards, des examens cliniques qui ressemblent à un viol et des interrogatoires qui évoquent l'Inquisition ou la Gestapo ?" ou "Pourquoi trop de médecins refusent-ils catégoriquement de prendre en considération ce que les patient(e)s leur disent ?" ou encore "Comment se fait-il que des professionnels formés pour soigner se comportent comme des juges, des terroristes et/ou des sales cons ?"* ». La première réponse qu'il nous fournit est qu'« *il semble que, malheureusement, un grand nombre de médecins n'aient ni le profil ni le comportement attendu. Ces médecins-là trahissent l'idéal qu'ils sont censés incarner, ils font du mal non seulement aux patients, mais aux soignants authentiques, nombreux, mais silencieux, qui font leur travail de leur mieux. Ils compromettent la bonne délivrance des soins par les professionnels respectables et dévoués* ». Martin Winckler insiste sur le fait qu'il est : « *important de les identifier afin que le patient sache que leur comportement n'a rien de "naturel" ni même de "normal" dans le cadre professionnel* ». Dans les épisodes qu'il déroule, on trouve pêle-mêle, le médecin phobique, le médecin distant, le médecin égocentrique, le médecin terroriste, le médecin méprisant et bien d'autres encore. Je ne peux évidemment que conseiller à nos lecteurs de se rendre sur ce site (http://martinwinckler.com/) afin de savoir à leur tour les identifier et comment s'en défendre.

FACE A L'INADAPTATION DES ETUDES MEDICALES
Ce qui vient d'être dit amène irrémédiablement à se poser la question de la structure des études médicales. Comment une formation initiale qui devrait être centrée sur le patient peut-elle fournir d'aussi mauvais résultats ?

Le président de l'université Paris-XIII rappelle que : « *cela fait 40 ans que le concours d'entrée en médecine "stupide et inadapté" existe…* ». « Stupide » et « inadapté » sont les mots qui conviennent quand on sait que 80 % des étudiants se retrouvent comme au lendemain de leur baccalauréat, après avoir passé deux ans d'un travail intensif et que certains jugent totalement abrutissant. On doit ajouter à cette constatation le développement des formations privées, sans lesquelles les chances de réussite sont de plus en plus minimes, mais qui sont une véritable offense au principe de base de la démocratie.

Les facultés de médecine se crispent sur le sacro-saint principe de l'accès ouvert à tous les bacheliers. On a même vu s'inscrire des bacheliers de techniciens ou professionnels à qui leur formation ne laisse strictement aucune chance de réussite. Les responsables de ce gâchis se retranchent le plus souvent sur une obligation légale qui connaît depuis bien longtemps de nombreuses exceptions. Les étudiants qui rentrent en classe préparatoire aux grandes écoles sont sélectionnés sur dossier ainsi que les étudiants des IUT. Et l'on constate parfois le paradoxe qui consiste à retrouver en faculté de médecine des étudiants qui ont été refusés dans ces mêmes IUT, leur niveau ayant été jugé insuffisant.

Aux méfaits de cette porte grande ouverte sur l'échec s'ajoute la constatation que les étudiants qui réussissent après une et le plus souvent deux années à un concours qui ne récompense que la mémoire et la force brute de travail sont souvent inadaptés aux métiers auxquels ils se destinent. On ne s'est préoccupé dans cette sélection tardive ni des goûts médicaux, ni des capacités de résistance face à la maladie côtoyée quotidiennement, ni des capacités relationnelles ou empathiques indispensables à une pratique satisfaisante de la médecine. C'est d'ailleurs pourquoi on constate qu'environ 10 % des étudiants qui entrent en deuxième année abandonnent après leur premier stage en milieu hospitalier. Quel gâchis ! Pratiquer la médecine est fort différent de la vision virtuelle qu'en ont les spectateurs d'« Urgence », de « Grey's anatomy », ou de « docteur House ».

Le conseil de l'ordre des médecins s'était penché sur cette question et avait fait, en 2007, de sages propositions. Il demandait l'ouverture d'une : « *première année purement médicale* » et une « *orientation des candidats à partir du baccalauréat : ne seraient admis à présenter leur dossier à l'inscription en Faculté de médecine que les candidats ayant des notes minimas en philosophie (expression), mathématiques (rigueur), sciences de la vie (culture biologique) et dans une quatrième matière choisie par le candidat. Les candidats ainsi présélectionnés seraient ensuite auditionnés par un jury, mixte, pour éviter toute suspicion de favoritisme ».* Ils ajoutaient que : « *Cette proposition implique aussi que des passerelles permettent plus tard à ceux qui n'ont pas opté tout de suite, ou qui n'ont pu être retenus, de présenter leur candidature ».*

Il est évident qu'un tel mode opératoire aurait permis de sélectionner des étudiants de meilleure qualité, plus mûrs, plus motivés, tout en évitant de laisser dans l'expectative des étudiants traumatisés par l'échec.

Ces mesures seraient d'autant plus utiles que, contrairement à ce que l'on entend dire à beaucoup de praticiens qui prédisent un tarissement des vocations et une pénurie de médecins, le nombre de candidats inscrits augmente régulièrement. On compte aujourd'hui 56 000 étudiants candidats en première année de médecine soit une hausse de 4,2 % par rapport à l'année précédente. « *Les étudiants savent qu'après avoir franchi le concours de première année, ils sont sûrs de ne pas être confrontés au chômage et d'être bien payés* », confie le Professeur Dominique Perrotin, président de la Conférence des doyens au Quotidien du Médecin. Mieux encore, certains étudiants pour contourner cette barrière spécifiquement française, partent faire leurs études dans les pays étrangers, sachant que les réglementations européennes leur permettront ensuite, s'ils le souhaitent, de pratiquer en France. Ainsi, on voit des étudiants s'expatrier jusqu'en Roumanie et la Belgique, de crainte de voir se développer une pénurie de médecins sur son territoire, a dû mettre en place une limitation du nombre d'étudiants français.

L'inertie des autorités publiques peut s'expliquer par le fait que, comme l'expliquait Xavier Deau, président de la section Formation et compétences à l'Ordre, « *tout le monde a peur dès qu'on parle des études médicales : une fois qu'ils ont réussi leur première année, les étudiants ne veulent plus qu'on touche à leur cursus* ». Cette position du puissant lobby médical, dont on se souvient qu'il a pu faire échec à la réforme présentée par Alain Juppé pour la sécurité sociale et déstabiliser la secrétaire générale de la CFDT, bloque toute réforme en profondeur. D'autant que, selon une phrase attribuée à Konrad Adenauer : « *On ne touche pas à une profession qui reçoit chaque jour 40 électeurs dans son cabinet* ».

C'est sans doute pourquoi Marisol Touraine, actuelle ministre des Affaires sociales et de la Santé dans le gouvernement Jean-Marc Ayrault, tente de mettre en place une licence santé commune qui se propose d'effectuer une sélection après le premier semestre de la première année. Une demi-mesure qui ne semble pas satisfaire grand monde. Les syndicats d'étudiants en médecine dénoncent ce qu'ils appellent « *une sélection déguisée* » alors que de leur côté, les doyens souhaitent une véritable sélection à l'entrée des études de santé et la mise en place de nombreuses passerelles à partir d'autres cursus.

Les autorités publiques seront-elles à même, cette fois, de mettre en place une structure qui permette aux patients de trouver, face à eux, des professionnels de santé dignes de leur mission ?

FACE A LA FORMATION CONTINUE
Les médecins français, prétextant souvent le manque de temps, négligent de consulter des revues médicales, surtout lorsque l'abonnement est relativement onéreux. Ainsi, sur plus de 268 000 médecins en France, la revue Prescrire, seule revue de langue française ayant une certaine crédibilité, dans la mesure où elle refuse toute publicité et tout financement, n'a qu'environ 25 000 abonnés dont seulement 10 000 généralistes. Ne parlons pas des revues de langue anglaise pratiquement inconnues, sauf dans les milieux de la recherche médicale.

Bernard Kouchner a écrit : « *La médecine, vous savez, se périme en cinq ans. Cela n'empêche pas certains médecins d'exercer pendant 30 ans sans jamais se recycler* ». C'est sans doute la raison pour laquelle il a été le premier à mettre en place un projet de formation médicale continue pour les médecins dans le cadre de la loi qui porte son nom (Loi n° 2002-303 du 4 mars 2002 relative aux droits des malades et à la qualité du système de santé), alors qu'il était ministre de la Santé sous le gouvernement de Lionel Jospin. Malheureusement, les décrets d'application n'ont jamais été publiés. Il a fallu attendre février 2004 pour que Jean-François Mattei, nouveau ministre, procède à l'installation des Conseils de formation continue. Ceux-ci ont fait un remarquable travail en sélectionnant un certain nombre d'organismes de formation. L'installation de la formation obligatoire continue des médecins était sur le point d'être mise en œuvre lorsque Roselyne Bachelot est arrivée au ministère de la Santé. Elle a immédiatement fait surseoir à la mise en application afin d'en revoir les modalités et dans le but de faire voter la loi HPST en juillet 2009. Elle s'apprêtait à faire publier les six décrets ayant trait au Développement personnel continu (DPC) des médecins alors qu'elle a quitté le ministère de la Santé en novembre 2010. À son tour, son successeur Xavier Bertrand a bloqué la publication de ces décrets. Il aura fallu attendre le 1er janvier 2012 pour que la chose soit faite. Il se sera donc écoulé presque 10 ans avant de pouvoir arriver au but. Un but maintenant inscrit dans le code de déontologie médicale qui stipule maintenant que *« tout médecin entretient et perfectionne ses connaissances dans le respect de son obligation de développement professionnel continu »*.

Le système mis en place, résultat des différentes influences qui n'ont pas manqué de se faire sentir, sera-t-il satisfaisant ? Il sera impossible de le savoir dans la mesure où le contrôle du nombre de points obtenus par le praticien au cours de sa formation, qui devait être effectué par le conseil de l'ordre des médecins, n'a pas été mis en place pour des prétextes théoriquement économiques.

Les médecins, avec la complicité du Conseil de l'ordre, ont encore réussi à échapper à toute forme d'obligation et de contrôle.

FACE AU PROBLEME DE LA DEMOGRAPHIE MEDICALE
La Cour des comptes est le poil à gratter de la classe politique française. Cette institution supérieure de contrôle public veille « au bon emploi des deniers publics », elle contrôle la régularité, l'efficacité des dépenses faites aussi bien par l'État que par la sécurité sociale. Les membres de la Cour des comptes ont des pouvoirs d'investigation très large et ils ont accès, de droit, à toutes les informations qui sont nécessaires pour l'accomplissement de leur mission. Si l'on ajoute à cela qu'elle décide librement de son programme de travail et que les membres qui la composent sont inamovibles, on comprend qu'il s'agit d'un organisme totalement indépendant. Elle agit de façon parfaitement rationnelle à partir de données clairement vérifiées, en principe, à l'écart de tout conflit d'intérêts. C'est sans doute pourquoi ses rapports sont attendus, non sans une certaine crainte, par les décideurs politiques et par les différents lobbies. Ce qui n'empêche pas que ses avis ne soient que très partiellement suivis. Elle ne dispose, hélas, d'aucun moyen d'action et ses rapports ne sont que des avis dont le pouvoir politique peut, ou non, tenir compte.

La Cour des comptes a rendu, au début du mois de septembre 2011, un rapport sur la sécurité sociale. Ce rapport faisait le tour des différents aspects de cet organisme : la situation des comptes sociaux, les dépenses de soins et leur maîtrise, la tarification des soins, etc., etc.

C'est le cinquième chapitre, qui traite de la répartition territoriale des médecins libéraux, qui a déclenché les plus vives réactions. Le rapport, dans la présentation de ce chapitre, affirmait d'emblée « *il n'y a jamais eu, en France, autant de médecins qu'aujourd'hui ni une densité médicale aussi forte* ». Voilà qui est contraire à ce que l'on entend quotidiennement et aux prises de position du conseil de l'ordre des médecins. Il est évidemment de notoriété publique que certaines zones du territoire français sont, sur le plan médical, sous-équipées. La réponse habituellement présentée par le corps médical est tout simplement que le nombre de médecins est insuffisant et qu'il faut pour résoudre ce problème augmenter le « numerus clausus ». Aucun politique n'a jamais, jusqu'à ce jour, opposé à cette affirmation le moindre démenti, bien au contraire. Or, le rapport de la Cour des comptes ne se contente pas d'affirmer, il apporte des preuves. « *Au 1er janvier 2011, pour la France entière, il y avait 216 000 médecins actifs* ». Et leur croissance, due à l'augmentation récente de ce fameux « numerus clausus », est plus importante que celle de la population. On est passé de : « *119 praticiens pour 100 000 habitants en 1968 à 306 en 1990, puis 330 en 2000 et enfin 335 en 2009* ».

Alors, comment expliquer le manque réel, sur le terrain, de médecins généralistes ? Le rapport fournit une explication : « *une des raisons est le développement au sein des omnipraticiens, des modes d'exercice particulier (MEP) comme l'homéopathie, l'acupuncture, la médecine du sport, etc., à la place de la médecine générale. Les MEP permettent notamment de demander une exemption à la participation à la permanence des soins* ». Une pareille charge contre les médecines non conventionnelles était évidemment une grande nouveauté.

Les rapporteurs donnaient à l'appui de leurs affirmations quelques chiffres : « *parmi les 61 300 omnipraticiens libéraux recensés par la CNAMTS, seuls 53 700, qui représentent 46 % du total des médecins libéraux, sont effectivement généralistes* ». Et ils ajoutaient : « *cette évolution en faveur des MEP continue de se renforcer parmi les omnipraticiens libéraux : les effectifs de MEP ont crû de 17 % entre 2000 et 2009 tandis que ceux des généralistes ont légèrement diminué (-1 %)* ».

A qui la faute, si on laisse se créer de nouveaux DU de médecine chinoise et si on laisse les médecins se présenter comme aromathérapeutes, naturopathes ou phytothérapeutes ?

A cette fuite des médecins généralistes hors d'une pratique conventionnelle s'ajoutent des disparités géographiques très importantes. Il y a deux fois plus de médecins généralistes dans le département le mieux doté (120 pour 100 000 habitants) que dans le département le moins bien doté (60 pour 100 000 habitants). Le rapport indiquait que ce fait était en contradiction avec un égal accès aux soins de tous les citoyens et que l'augmentation du « numérus clausus » dans les régions pauvres ne résoudrait rien, contrairement à ce que prétendent les autorités médicales. En effet, « *rien n'empêche un étudiant qui a suivi ses études dans une université située dans une région sous-dotée de s'installer ensuite en zone sur-dotée du fait du principe de la liberté d'installation* ». Liberté d'installation ! Comment un tel rapport peut-il oser s'attaquer à ce veau d'or de la profession médicale ?

On le sait, des dispositifs ont été mis en place à titre de mesures incitatives au cours de ces dernières années : exonérations fiscales et sociales au titre d'installation dans les zones franches urbaines, exonérations totales de l'impôt sur le revenu pendant les cinq premières années, puis exonérations dégressives pendant neuf ans pour les cabinets médicaux libéraux créés en zone de revitalisation rurale. Le rapport donne un chiffrage stupéfiant : ces deux dispositifs, en 2009, ont généré respectivement un bénéfice moyen d'exonération de « *47 400 € et 58 000 € par médecin concerné* ».

Il serait trop long de détailler, en plus, les dispositifs financés par les collectivités locales ou par la sécurité sociale elle-même pour attirer les jeunes médecins dans les zones déficitaires. On notera cependant, comme un exemple fort significatif, le fait que : « *L'avenant n° 20 à la convention médicale de 2005, approuvé par arrêté du 23 mars 2007, a institué une majoration de 20 % de la rémunération des médecins généralistes libéraux exerçant en groupe dans les zones déficitaires. En contrepartie de la majoration des honoraires, le projet d'avenant prévoyait initialement, une réduction de 20 % de la participation de l'assurance maladie aux cotisations sociales des médecins généralistes qui décideraient de s'installer dans les zones "très sur- dotées..."*». Il est plaisant d'apprendre que la première partie de cette mesure a été accordée aux généralistes concernés et que la seconde partie (la diminution compensatrice) a été rejetée par les syndicats de médecins, car considérée « *comme une mesure de coercition* », sans réaction aucune des pouvoirs publics. Quel bel exemple de solidarité !

Le rapport indiquait que « *le bilan récemment présenté met en évidence un effet d'aubaine* ». Il constatait qu'« *aucune mesure contraignante de régulation démographique médicale n'a pu être mise en œuvre jusqu'à ce jour et la liberté d'installation des médecins est restée totale* ». Il montrait qu'il n'en est pas de même dans les pays voisins qui connaissent les mêmes difficultés et n'ont pas hésité à faire le choix de restreindre la liberté d'installation (Allemagne, Autriche, Québec, Angleterre, Suisse, etc.). Le rapport faisait ironiquement remarquer que : « *cette absence de régulation persistante contraste avec la mise en place d'un dispositif visant à corriger les inégalités de répartition encore plus marquées que connaissaient les 77 000 infirmiers libéraux recensés en 2010* ».

Tiens donc ! On peut donc agir sur les infirmiers, ces soutiers de la médecine, mais pas sur les médecins. Doit-on en déduire qu'ils possèdent sur le plan politique une capacité de nuisance qui les met à l'abri de toute mesure coercitive ?

Pour conclure sur ce chapitre, le rapport faisait la recommandation sacrilège de diminuer le « numerus clausus » et de prendre des mesures nettement plus coercitives pour répartir plus équitablement les médecins sur le territoire national.

Inutile de dire que ce rapport, qui est passé pratiquement inaperçu dans les grands médias, n'a pas manqué de faire réagir promptement les syndicats médicaux.

Le blog du syndicat général des jeunes médecins généralistes (SNJMG) rend compte de ce rapport en des termes radicaux. On peut y lire que : « ... *devant un tel constat, la Cour des comptes évoque :*

- l'abandon des mesures incitatives
- la création de mesures contraignantes à l'installation
- la limitation des exercices particuliers
- la fermeture de l'accès aux DESC (Diplôme d'Études Spécialisées Complémentaires) pour les titulaires du DES de Médecine générale

En somme, l'augmentation des charges financières et la diminution des libertés... »

Pour l'observateur rationnel et non concerné, le problème est de savoir s'il s'agit vraiment là d'une atteinte à la liberté ou de la défense d'un avantage acquis, mais pas (ou plus) forcément justifié.

Il existe de nombreuses classifications professionnelles. Elles prennent en compte des éléments extrêmement divers et ne permettent pas d'établir des caractéristiques claires. En fait, si l'on veut raisonner simplement, les professions se distinguent par deux facteurs : d'où vient la rémunération et où se trouve le lieu d'exercice.

En ce qui concerne la rémunération, l'ensemble des travailleurs peut être séparé en trois catégories :

- Les professionnels indépendants qui tirent leurs revenus des produits qu'ils vendent ou des services qu'ils fournissent. C'est le client qui rémunère le professionnel sur ses fonds propres. On y trouve aussi bien le charcutier, que l'avocat ou l'architecte. Le lieu d'exercice est le fruit de l'offre et de la demande. C'est ce qui explique, par exemple, la disparition des commerces de proximité dans les petits villages.

- Les salariés qui reçoivent une rémunération fournie par un employeur. C'est le cas de tous les employés de l'industrie, du commerce ou de l'agriculture. Le lieu d'exercice est tout simplement déterminé par l'endroit où le travailleur trouve un emploi conforme à sa qualification.

- Les fonctionnaires et tous ceux qui peuvent leur être assimilés, c'est-à-dire tous ceux dont les revenus proviennent d'un organisme collectif (État, collectivités territoriales, collectivités sociales). On y trouve bien entendu les militaires, les enseignants, mais aussi les pharmaciens propriétaires d'officines, dont le revenu provient des caisses de sécurité sociale ou des mutuelles. Ces travailleurs, du fait de la provenance de leurs revenus, remplissent une fonction de service public. De ce fait, le gendarme rejoint son unité sans discuter, le professeur est affecté au lycée où des élèves ont besoin de lui, quant au pharmacien, il ne peut ouvrir une officine que dans les lieux où le besoin s'en fait sentir afin d'assurer sur tout le territoire un accès égal aux produits de santé.

Dans quelle catégorie peut-on classer le médecin ? Il y a un siècle, il était incontestablement un travailleur indépendant. Il mettait ses compétences à la disposition des malades qui le rémunéraient personnellement pour ce service. Ce qui explique qu'à cette époque, beaucoup de citoyens pauvres, n'avaient que peu, ou même pas du tout, recours à ses services et que la localisation des médecins découlait (comme pour les boulangers) du jeu de l'offre et de la demande. Ce temps-là est heureusement révolu. Depuis la mise en place de la sécurité sociale et sa généralisation à l'ensemble de la population, la rémunération du médecin provient des caisses de sécurité sociale et des mutuelles (tout comme le pharmacien). On s'attendrait en échange à ce qu'il soit maintenant tenu de fournir un service public et donc d'exercer en un lieu qui permette l'accès aux soins égal pour tous les citoyens. Or il n'en est rien ! Contre toute logique, le médecin a gardé sa liberté d'installation, comme par le passé.

De nombreux médecins en conviennent, en privé, et remettent en cause le paiement à l'acte. Christian Lehmann, déjà cité, pose d'ailleurs clairement la question dans son ouvrage : « *Le tiers payant ne s'oppose-t-il pas au paiement direct ?* »

Face à cette anomalie, les gouvernements successifs ont tenté de restaurer le jeu de l'offre et de la demande en laissant de plus en plus de frais à la charge du patient par le biais de ce qu'ils appellent un « ticket modérateur ». Vu la modicité de cette charge pour la majorité des citoyens, le système ne fonctionne évidemment pas. Il ne pénalise que les plus modestes.

On comprend aisément que la perspective que soient mises en place, comme dans les autres pays, des « *mesures contraignantes de régulation de la démographie médicale* », soit mal perçue par les médecins. Est-ce une raison suffisante ? Les médecins constituent-ils une catégorie exonérée du droit commun ? Le militaire qui voit son unité affectée en Afghanistan n'obéit pas toujours de gaieté de cœur. Quant au jeune agrégé montpelliérain qui reçoit sa nomination pour Hénin-Beaumont, il est rare qu'il saute de joie.

Ajoutons que, selon certains, cette disparité dans la répartition géographique présente des effets pervers. Le jeune médecin naïf, cynique ou mal informé qui persiste à s'installer dans une ville surmédicalisée a de grandes difficultés à se créer une clientèle. Certaines mauvaises langues prétendent alors que pour y parvenir, il va parfois faire preuve d'une grande ouverture d'esprit en ce qui concerne les prescriptions de complaisance (séances de kinésithérapie, congés de maladie, cures thermales…). Nombreux sont les témoignages en ce sens, mais aucune statistique ne permet évidemment de faire la preuve d'un tel comportement. Le rapport du professeur Béraud dont nous avons parlé plus haut laisse à penser qu'il ne s'agit pas que de pures médisances.

FACE AUX PROBLEMES DE LA FIN DE VIE
Le problème de la fin de vie est sans doute l'un de ceux qui marquent le mieux la rupture entre les patients, leurs familles et certains membres du corps médical. Les témoignages que chacun a pu entendre autour de lui montrent parfois de la part des proches de décédés une détestation, voire une haine, pour les médecins qu'ils ont eu le malheur de côtoyer à cette occasion.

On pourrait, bien entendu, penser qu'il s'agit là de témoignages rares, que dans la majorité des cas, la fin de vie est considérée comme satisfaisante par les proches du disparu et que les médecins, à cette tragique occasion, font preuve d'encore plus d'empathie et d'attention. On pourrait penser que, comme je l'ai constaté personnellement, la mise en place d'une énième chimiothérapie à un patient visiblement mourant d'un cancer du foie inopérable et largement métastasé, au mépris du surcroît de souffrance imposé et de l'intérêt de la sécurité sociale, est une exception. La parution du rapport Sicard, demandé par le président de la République, et qui doit donner lieu à une loi qui devait être présentée au Parlement en juin 2013 montre, hélas, qu'il n'en est rien.

Il existait déjà, en effet, une loi du 22 avril 2005, relative aux droits des malades et à la fin de vie, dite loi Léonetti, qui elle-même complétait la loi du 4 mars 2002, couramment appelée loi Kouchner, qui offrait au malade la possibilité de demander aux médecins de suspendre ou de ne pas entreprendre des traitements jugés comme une obligation déraisonnable. Cette loi que le public connaît sous le nom de loi sur « l'acharnement thérapeutique », n'a tout simplement pas été prise en compte par le corps médical, comme le montreront, non seulement le contenu du rapport Sicard, mais les débats qui auront lieu à cette occasion. On y apprendra que les personnes malades en fin de vie « *éprouvent, pour la plupart, le sentiment d'être soumises à une médecine qui privilégie la performance technique au détriment de l'attention qui devrait leur être portée* ». Les patients ont l'impression d'être abandonnés, de ne pas être entendus, de ne pas voir leurs souhaits pris en compte. Il apparaît que c'est comme si « *la personne en fin de vie s'effaçait et disparaissait derrière l'usage ou le non-usage de la technique et, plus largement, de la médecine* ». Or, les patients et leur entourage refusent l'éventualité d'une vie insupportable. Il en résulte une attitude que le rapport juge « *parfois "médecinophobe", qui s'oppose à ce que la médecine décide à la place du malade ce qui est le mieux pour elle, posture médicale ressentie comme insupportable* ». Un rapport INED « *révèle que 75% des actes considérés comme des euthanasies ont été pratiqués sans que les patients en aient fait explicitement la demande. Cette non-communication au malade s'explique par l'inaptitude du médecin à comprendre ou à entendre dans plus de deux tiers des cas ».* « *Mais s'il est apte à entendre ou à comprendre (20% des patients dans l'étude), la communication avec lui reste insuffisante puisque 10% des arrêts de traitement, intensification de la douleur et administration de substances létales n'ont pas été discutés avec le malade, bien que celui-ci en ait été capable ».*

La loi Léonetti mettait en place un système de directives anticipées et faisait « *pour obligation [aux médecins] de s'enquérir de l'existence de ces directives, d'en vérifier la validité, d'en prendre connaissance et d'inclure les souhaits qui y sont exprimés parmi les éléments sur lesquels va s'appuyer sa décision médicale* ». Lors de l'émission de France Inter « Le téléphone sonne » du mardi 18 décembre 2012, le Professeur Sicard déclarait avoir interrogé à ce sujet le personnel du SAMU 78 et que pas une seule fois celui-ci n'avait demandé aux patients s'ils avaient déposé des directives anticipées. Encore une fois, le pouvoir médical montre qu'il ne souhaite pas se voir poser de bornes. On ne fera croire à personne que des médecins, pleinement concernés par cette loi dans le cadre leur métier, puissent, comme on le prétend, en ignorer l'existence. La pseudo ignorance est ici une excuse trop facile à invoquer et ne peut constituer qu'un triste paravent à une volonté de toute-puissance.

Les témoignages recueillis au cours de cette émission faisaient état de patients leucémiques morts après avoir énormément souffert et d'un père qui s'est entendu répondre lorsqu'il a voulu mourir : « *c'est Saint-Pierre qui décide et pas vous* ». On peut d'ailleurs noter au passage que si, lors de l'établissement de ce rapport, les représentants des différentes religions ont été auditionnés (juive, orthodoxe, musulmane, catholique, protestante), cela n'a été le cas d'aucune organisation laïque (libre pensée, union rationaliste, union des athées, etc.). On s'est plaint que la parole du malade soit « *capturée, censurée, inexistante* ». Un psychologue qui avait travaillé dans le service de soins palliatifs citait le cas de patients qui refusent de s'alimenter, arrachent leur sonde et que l'on attache pour les maintenir en vie.

Tout ceci ne peut être ressenti par les citoyens que comme du mépris et une volonté de toute-puissance du corps médical. Ce sentiment est parfaitement traduit par un témoignage recueilli lors d'un débat à Montpellier : « *Je trouve ça terrible de mourir dans l' "anonymat hospitalier, sous l'emprise du pouvoir médical"*. »

L'EVOLUTION DES PATIENTS

Beaucoup de médecins se plaignent que leur métier est devenu beaucoup plus difficile depuis que les patients s'informent sur Internet.

Ils ressentent cette information comme une agression, comme une remise en cause de leurs compétences et comme une diminution de leur pouvoir. Ils décrivent le patient qui conteste leur prescription, celui qui arrive avec, derrière la tête, l'idée du diagnostic, et celui qui regarde son praticien avec l'air goguenard de quelqu'un qui ne dit rien, mais n'en pense pas moins.

Les médecins se réfugient derrière plusieurs arguments pour contester la nécessité d'une information extra professionnelle : cette information serait de mauvaise qualité, le patient serait incapable de l'interpréter et l'on trouverait sur le Web tout et son contraire. Cette argumentation est recevable, mais insuffisante. Encore faut-il distinguer s'il s'agit d'une information générale sur la nature même de la médecine ou celle, particulière, concernant une pathologie donnée. Il est vrai que les médecines non conventionnelles de tous poils ont fait leur nid sur la toile, y pratiquent un prosélytisme sans limites et y propagent un état d'esprit empreint d'irrationnel. Par contre, les informations sur une maladie particulière non seulement sont souvent pertinentes, mais pourraient, si les médecins acceptaient d'en tenir compte et au besoin de prendre le temps de les rectifier, participer à une relation patient/praticien dédramatisée et de qualité. Les rares études faites à ce sujet montrent en fait que beaucoup de patients sont parfaitement capables du discernement nécessaire pour relativiser les informations qu'ils ont rassemblées. De plus, il semble que ces patients ne recherchent pas le conflit avec leurs médecins et seraient ravis si celui-ci profitait de leurs, toutes relatives, connaissances, pour entamer avec eux un dialogue fructueux qui ne pourrait que faciliter la relation. Le lien qui pourrait alors se tisser serait le meilleur antidote à une nouvelle pratique néfaste, parfois pour le médecin, mais le plus souvent pour le patient : le nomadisme médical. Malheureusement, rares sont les médecins qui considèrent positivement cette opportunité.

Une autre conséquence de l'évolution de la connaissance chez les patients, qui est fortement critiquée par les médecins, est l'automédication. Ne serait-il pas temps de remettre en cause cette condamnation ? Certains le font et le docteur Christian Lehmann écrit : « *Pourquoi pas l'automédication avec une information à la santé ? Il y a un monde entre "ne pas se sentir très bien" et "être malade" et qu'un désagrément momentané ne décide pas forcément le recours à un médicament* ». Le seul problème, c'est que dans ce cas, il n'y aurait pas non plus recours à un médecin, ce qui explique peut-être le procès en sorcellerie qui lui est fait, quand on sait que 80% à 90% des consultations des généralistes concernent ces « pathologies ».

On peut lire sur le « blog de la e-santé » qu'un « *récent sondage (baromètre "web et santé" réalisé par Listening Pharma et Hopscotch Digital) indiquait que près de 96 % des médecins généralistes utilisent le moteur de recherche internet Google pour trouver des informations médicales. Et plusieurs fois par jour, pour certains d'entre eux (25%)* ». L'information qui s'y trouve ne doit donc pas être si mauvaise ! Ne serait-il pas souhaitable de développer cette information, mise à la disposition des patients, pour une automédication raisonnée et familiale, plutôt que de tendre vers la fabrique de maladies que dénonce le livre du Dr Sauveur Boukris « *La fabrique de malades : Ces maladies qu'on nous invente* ». Il écrit dans l'introduction : « *Depuis des décennies, la médecine et ses employés utilisent toutes les stratégies pour faire de nous des malades, de préférence des malades chroniques, avec des traitements de très longue durée. On nous invente des maladies pour que chacun d'entre nous soit un malade potentiel. "Tout homme bien portant est un malade qui s'ignore" ! Cette formule célèbre du docteur Knock n'a jamais été autant d'actualité.* »

II-Le postmodernisme

> *Sur un problème d'algèbre donné, un mathématicien marxiste aboutira à la même solution qu'un mathématicien libéral.* - Régis Debray

L'analyse qui vient d'être faite de la médecine moderne montre en fait une séparation implicite. D'un côté, la recherche médicale, héritière de Claude Bernard, qui fait toujours preuve d'exigence méthodologique, de rationalité et de respect des patients, grâce à des protocoles clairement définis. De l'autre côté, la médecine clinique, dont les acteurs sont souvent plus soucieux de leurs intérêts et de la préservation de leurs privilèges, que de l'intérêt commun.

Répétons-le ici, il n'est pas question de généraliser ceci à l'ensemble des médecins. Chacun sait que sont nombreux ceux qui pratiquent avec dévouement, honnêteté et même parfois désintéressement. Le seul problème est que ce n'est pas d'eux que l'on parle dans les médias et il est rare que l'on entende louer leurs pratiques, pas plus qu'on ne s'extasie sur les trains qui arrivent à l'heure. Tout ceci crée dans le public une impression de dysfonctionnement, une forme de rejet, qui vont amener bon nombre de patients à chercher ailleurs des solutions qui leur paraissent plus humaines et qui, pensent-ils, leur conviendraient mieux.

Ceci n'est pas, et l'on peut s'en étonner, un phénomène marginal. Les tenants du relativisme et du postmodernisme sont là pour en profiter.

LE RELATIVISME

Je ne vais pas vous faire ici l'histoire du postmodernisme, il y faudrait un ouvrage complet (et un auteur spécialiste du sujet). Et par ailleurs, l'« affaire Sokal », encore dans toutes les mémoires, a déjà sans doute familiarisé nombre de lecteurs avec ce problème.

Pourtant, pour ceux qui auraient passé ces vingt dernières années dans un ermitage, il n'est pas inutile d'en faire un rapide récit. Je m'appuierai pour cela sur deux articles particulièrement clairs publiés dans *Le devoir* de Montréal les 17 et 24 mars 1997 et signés Normand Baillargeon.

On y rappelle que depuis une vingtaine d'années, « *la vie intellectuelle américaine est marquée par un fort courant d'idées qu'on appelle " cultural studies " qui envahit une grande partie de la vie intellectuelle* ». Dans ce milieu, « *on raffole des philosophes et essayistes français comme Derrida, Foucault, Lacan etc. On y traite allègrement de n'importe quoi ou presque* ». Pour beaucoup, on se trouve en face de pseudo-intellectuels qui « *ignoreraient le plus souvent ce dont ils parlent et proféreraient tour à tour des sottises, des mensonges, des truismes* ». Certains vont même jusqu'à penser qu'il s'agit là d'une « *forme de fraude intellectuelle institutionnalisée de grande envergure, consistant à proférer, tantôt des énormités, tantôt des banalités, enveloppées dans un incompréhensible charabia* ». Les cultural studies étant supposées « de gauche », ces critiques sont souvent venues de la droite, mais elles sont venues aussi « *de la gauche la plus traditionnelle et, par exemple, de Chomsky* ». S'agit-il d'une « percée intellectuelle majeure » ou de « fumistes qui seraient aussi nuisibles » ? À cette époque, la question restait posée.

Sur ces entrefaites va se produire ce qui est désormais convenu d'appeler l'affaire Sokal. Ce physicien, qui enseigne la physique théorique à New York, rédige un article écrit « *selon les normes pompo-jargonneuse du genre* ». Il ne manque pas aussi de flatter l'idéologie des éditeurs de la revue « Social Text », auquel il soumet sa prose. Ce texte au titre pompeux : « *Transgresser les frontières : vers une herméneutique transformative de la gravité quantique* » aurait fait éclater de rire n'importe quel physicien si on avait pris la peine d'en consulter un. Sokal déclarera d'ailleurs qu'il y a mis « *des vérités, des demi-vérités, des quarts de vérités, des faussetés [...], des phrases syntaxiquement correctes, mais n'ayant pas de signification* ». « *En fait, il aboutit à des conclusions aberrantes ou insignifiantes en proférant au passage des énormités, notamment sur la science* ». L'article est accepté ! Le jour même, son auteur fait paraître dans une autre revue Lingua Franca, un autre article où il révèle « *qu'il a en fait composé une parodie, un pastiche, dans lequel il a délibérément accumulé des énoncés fantaisistes, approximatifs, faux et absurdes et que de nombreuses citations étaient pourtant strictement exactes ».* Il y déclare qu'il s'agissait en fait d'une expérience : « *Une revue de pointe consacrée aux cultural studies publierait-elle un article pimenté d'absurdités : a) s'il avait de l'allure, b) s'il flattait les présupposés idéologiques de la rédaction ? La réponse, malheureusement, est oui ».*

Les réactions qui se sont alors manifestées ont été d'une incroyable violence. Sokal a été couvert d'insultes (flic, antieuropéen, réactionnaire, blasphémateur...) et accusé de rabaisser la France et ses intellectuels. Il n'a répondu que par un éclat de rire et par la publication avec son complice Jean Bricmont du livre *Impostures intellectuelles* où il détaille et explicite ce qu'ont été les bases de sa révolte, preuves à l'appui.

Normand Baillargeon tire de l'affaire Sokal cinq leçons que beaucoup devraient méditer :

« *- Première leçon, de simple bon sens : ceux qui ont approuvé l'article et les maîtres dont ils se réclament sont des analphabètes en science. Ce qui est déjà grave, mais il y a pire : tout ce beau monde se permet de pontifier à son propos. [...]. La science, la science empirique et expérimentale est, depuis le XVIIe siècle, une composante incontournable de notre monde. Percée cognitive sans équivalent, elle est aussi un acteur majeur dans bien des enjeux sociaux, culturels, politiques, toutes ces catégories étant affectées par elle et par la technologie scientifique. La* *science, ses enjeux, ses retombées, tout cela doit être discuté, débattu. Mais ces débats supposent que l'on soit informé.*

- Deuxième leçon, épistémologique : parmi les thèses qui sont promues comme des évidences par tout ce beau monde figure en bonne place le relativisme [...]. On part de cette évidence que la science a une histoire, qu'elle est le fait d'humains faillibles et ainsi de suite. Puis, du fait que la science n'est pas la vérité, qu'elle a été – voire demeure – sexiste, raciste, au service du pouvoir et tout ce que vous voudrez, on aboutit à l'idée qu'elle n'est qu'un discours parmi d'autres [...]. Baudrillard, un des hérauts de Cultural Studies, a pu écrire que la guerre du Golfe n'a pas eu lieu ! Hé ! il n'y a pas de réalité, seulement des simulacres, des illusions subjectives qui s'équivalent toutes, gnagnagna...

- Troisième leçon, politique : tout cela ne va pas sans menaces graves pour la vie intellectuelle, bien sûr, mais aussi pour le combat politique de la gauche. [...] La gauche sera intellectuellement saine ou ne sera pas.

- Quatrième leçon, pédagogique : on peut tirer là-dessus des enseignements concernant la pédagogie de la difficulté. Je veux dire qu'il y a un monde entre des travaux qui sont difficiles en vertu de leur objet et des problèmes qu'ils posent, et des travaux difficiles en vertu du langage dans lequel des idées sont exprimées...

- Cinquième leçon, éthique [...]. Sans nier l'utilité ou la nécessité d'une langue spécialisée, parfois, je suis convaincu que presque tout ce qu'on sait dans les humanités peut s'exprimer dans un langage compréhensible par tous. Mais

pour faire carrière, il vaut mieux enrober ses truismes dans un jargon qui leur donne l'apparence de la profondeur, masquer son ignorance derrière de grands mots et donner l'illusion du savoir.

LE CAS DE LA MEDECINE

Même si le terme de postmodernisme a été principalement utilisé dans le cadre de l'art, de l'architecture, des sciences sociales ou de la philosophie, il peut aussi, nous allons le voir, s'appliquer à la médecine.

Dans son ouvrage *Pseudo science et postmodernisme*, Alan Sokal indique que ce courant intellectuel est caractérisé en fait par trois éléments :

« *- le rejet plus ou moins explicite de la tradition rationaliste des lumières ;*
- des élaborations théoriques indépendantes de tout test empirique ;
- un relativisme cognitif et culturel qui traite les sciences comme des narrations ou des constructions sociales parmi d'autres ».

Le premier point a pour conséquence de nier le rôle émancipateur de la science et de contester qu'elle puisse apporter un progrès à l'humanité. La médecine « scientifique » n'apporterait que la mise sur le marché, pour le plus grand bien des laboratoires pharmaceutiques, de « médicaments chimiques qui nous empoisonnent », pour reprendre une expression largement utilisée. Mieux vaut donc se tourner vers des prises en charge irrationnelles ou héritières du passé.

Le second point nie la nécessité des études expérimentales et conteste donc en ce sens toute méthodologie scientifique qui cherche à approcher une vérité ; même si celle-ci n'est jamais définitive et peut toujours être remise en question en se basant sur de nouvelles données objectives et reproductibles. Pour appuyer leurs affirmations, les postmodernistes s'appuient souvent sur les scandales, les dérapages, les effets néfastes imprévus de la pratique médicale. Or, nous l'avons bien vu plus haut, l'exercice de la médecine est loin d'être parfait et il convient de le dire clairement, mais c'est la méthodologie scientifique qu'il convient de défendre, quitte à en admettre les imperfections et à agir pour la faire progresser.

Le troisième point considère que toutes les opinions se valent, ce qui est tout à fait recevable, mais classe la méthode scientifique au rang d'une opinion parmi tant d'autres, ni plus ni moins valable. Ainsi, si les scientifiques s'appuyant sur de nombreuses études montrent l'importance de la vaccination et le nombre de vies qu'elle a sauvées, alors que d'autres groupes sociaux la considèrent comme un danger et même parfois un crime, à partir d'élaborations purement théoriques et subjectives, les deux positions sont à mettre sur le même plan. Dans les services hospitaliers, l'avis des médecins doit être mis sur le même plan que celui des patients. Si le malade d'un service préfère être soigné à l'homéopathie plutôt que de prendre des antibiotiques, il y a lieu de lui donner satisfaction, sans se préoccuper des preuves d'efficacité de ces deux traitements. D'où la revendication que les médecines non conventionnelles puissent être présentes partout où le public souhaite y faire appel. Il faut leur donner une place dans les hôpitaux, les enseigner dans le cursus normal des études médicales et obtenir de la collectivité qu'elle les finance. De plus, il ne faut même pas mettre en cause leur légitimité puisque l'expertise scientifique est disqualifiée. Un bon exemple de ce type de dérive est donné par l'affaire Simon Singh. Ce journaliste avait publié, le 19 avril 2008, dans le journal *The Guardian* un article dans lequel il critiquait la chiropraxie en disant qu'il s'agissait d'un traitement « bidon » pour lequel la British Chiropractic Association (BCA) était incapable d'apporter la moindre preuve d'efficacité. Il avait alors été attaqué par la BCA pour diffamation et cette organisation lui avait demandé d'apporter la preuve de l'inexistence des bienfaits de leur pratique. Or, la science ne peut jamais apporter la preuve de l'inexistence de quoi que ce soit. C'est pourquoi la charge de la preuve appartient toujours à celui qui déclare. Malgré cette évidente aberration, la plainte de la BCA avait été jugée recevable. Simon Singh, qui avait reçu le soutien d'une multitude de scientifiques du monde entier, a alors fait appel de cette décision. Finalement le 1er avril 2010, Simon Singh a gagné son appel et le 15 avril 2010, le BCA a officiellement retiré sa plainte, mettant ainsi fin à l'affaire.

Si l'on admet que la science est un discours parmi tant d'autres, ce type d'affaires risquent de se multiplier et ne pourront être tranchées que par la justice, les médias ou l'opinion publique…

III-LA PRISE DE POUVOIR

> *« La possession du pouvoir corrompt inévitablement la raison »*
> Emmanuel Kant

La prise de pouvoir a commencé dans les médias. Ceux-ci, toujours friands de sensationnel et d'inédit se sont faits les relais, par des journalistes sensibles à la pensée magique, des médecines les plus improbables. Puis est venue la phase d'infiltration. Profitant de l'absence d'esprit scientifique et critique de la part de certains chefs de service hospitalier, les médecines non conventionnelles se sont infiltrées ponctuellement, discrètement, dans les hôpitaux, parfois sous forme d'un bénévolat qui s'avère aujourd'hui plutôt être un investissement à long terme. Lorsque le nombre de pions posés est devenu suffisamment conséquent pour être considéré comme irréversible est venu le temps de la revendication. Ce sont alors certains organismes officiels et les politiques qui, sous prétexte d'ouverture d'esprit, se sont crus obligés d'oublier leur objectivité et de s'ouvrir à une revendication supposée citoyenne.

LES PREMIERS FEUX

Les médecines non conventionnelles sont pratiquées depuis longtemps par des médecins dans la cadre privé. Ceux-ci ont assuré leur sommaire "formation" soit empiriquement, soit par des stages à l'étranger, soit dans le cas de l'homéopathie par des sessions organisées par les laboratoires.

C'est seulement en 1968 que commence l'infiltration des milieux hospitaliers. Après les événements de mai, on décide de créer une nouvelle faculté de médecine autour de l'hôpital de Bobigny. C'est Pierre Cornillot, un médecin qui s'était fait remarquer au moment des événements par ses positions en faveur d'un "progrès médical" en adéquation avec le rejet du système établi manifesté à cette période, qui en est chargé. Il bénéficie alors d'une grande liberté d'action dans la mesure où il n'est pas rattaché à l'Assistance Publique – Hôpitaux de Paris (AP-HP). Il va donc en profiter pour créer un enseignement de méthodes médicales non conventionnelles le Diplôme universitaire de médecines naturelles (DUMENAT), ce qui lui permet d'intégrer dans l'enseignement universitaire l'homéopathie, l'acupuncture, l'auriculothérapie, l'ostéopathie, la naturopathie, la phytothérapie et la mésothérapie. Depuis le départ en retraite du Pr Cornillot, l'actuel Doyen de la faculté, Jean-Louis Dumas, a mis un terme à cette initiative qui a pourtant perduré pendant plus de 30 ans et a permis d'essaimer ces pratiques sur tout le territoire dans un cadre relativement officiel.

C'est là que va opérer le docteur Antoine Lazarus qui occupe alors la fonction de directeur des enseignements de médecine complémentaire depuis 2002. Il publiera en février 2007 un article intitulé : « *Médecines complémentaires et alternatives : une concurrence à l'assaut de la médecine de preuves ?* », en collaboration avec Gérard Delahaye, médecin généraliste praticien d'acupuncture et d'homéopathie. Ce texte peut être considéré comme fondateur de la mise en place, en France, d'une médecine postmoderne.

Malgré le point d'interrogation protecteur, les termes employés dans le titre montrent bien quel est le but recherché. Il ne s'agit pas en réalité, comme le texte essaie de le faire croire ensuite, d'une collaboration ou d'une complémentarité avec la médecine basée sur les preuves, mais d'une "concurrence" revendiquée. Le terme « assaut » est tout aussi significatif. On ne monte pas à l'assaut d'une position amie. On monte à l'assaut pour détruire un ennemi et prendre sa place.

En ce qui concerne l'état des lieux, l'article du professeur Lazarus et du docteur Delahaye fait les constatations que nous ne pouvons que partager et que nous avons d'ailleurs évoquées plus haut.

Il est vrai que : « *dans les études médicales, d'infirmière et évidemment celles des maîtres des écoles et collèges, les savoirs sur la physiologie ordinaire de la vie ne sont quasiment pas enseignés* ». Il est tout à fait certain aussi que : « *L'hygiène de l'alimentation, du vêtement, les rapports du corps sain ou malade aux nutriments, la connaissance des microvariations physiologiques qui règlent les sensations de bien ou de mal-être de la vie quotidienne sont hors du champ des connaissances formalisées et laissées à l'expérience de la vie de chacun.* »

Les auteurs posent alors la question : « *qu'en sera-t-il des formations professionnelles en herboristerie et en nutrition : faut-il rétablir le diplôme d'herboristerie ?...* ». Lorsqu'on y réfléchit bien, cette question est tout à fait pertinente. En effet, l'herboristerie, dont le diplôme a été supprimé par le gouvernement de Vichy à la demande du lobby pharmaceutique pour des raisons d'intérêt économique, constituait une pratique familiale naturelle et sans danger, lorsqu'elle ne commercialisait que des plantes régionales, qui aurait certainement évité à de nombreux citoyens de se tourner vers l'homéopathie ou vers une phytothérapie industrielle et exotique, qui n'en est que le reflet mercantile.

Nous ne pouvons qu'être d'accord lorsque l'article signale que le « *monde immense de ces troubles mal définis, qui conduisent vers le généraliste 90% de leur file active, est scientifiquement mal exploré, négligé, hors du champ dominant de la recherche médicale qui le plus souvent s'exerce sur les patients du circuit hospitalo-universitaire. Les praticiens non hospitaliers, qu'il est parfois trop facile d'appeler "bobologues", sont experts d'autres types de patients et d'autres manières d'être malade* ». On pourrait même ajouter : « *...et de n'être pas vraiment malade* ». Il est certain par ailleurs que : « *La promotion consumériste* *trouve, ou retrouve, un terrain crédule et fertile pour vendre des recettes et des produits de promotion et d'entretien de la puissance, de la force, de la forme ».* Les auteurs auraient parfaitement raison de le dénoncer, si ce n'était sur ce même terrain crédule qu'ils s'appuyaient pour faire la promotion de leurs médecines non conventionnelles. Il est important, déclarent-ils, de dénoncer le fait qu'« *on trouve aussi sur le marché de l'offre de soins, des sectes religieuses ou parareligieuses, des communautés de dévots rassemblées autour de gourous, résurgence diffuse ou explicite de la religiosité, notre société n'échappant pas à la recherche d'un au-delà du monde technico-scientifique autorisé ».* Encore ne faut-il pas, pour autant, tenter de transformer les médecins en gourous.

Il est vrai aussi que : « *les formidables avancées de la médecine reconnues et attendues par tous génèrent aussi des peurs : peurs des effets secondaires, peurs de l'atteinte à l'intégrité du corps »*, et que cela porte le public à se tourner vers des médecines qu'on leur dit être « douces ou alternatives ».

Si l'on peut, très logiquement, partager une grande partie du constat qui est fait du fonctionnement actuel de la médecine, on ne saurait suivre les auteurs en ce qui concerne leurs interprétations et leurs propositions.

Le fait que la France « *consomme les deux tiers de la production mondiale d'homéopathie* » devrait les amener à se poser des questions. Les autres grands pays développés seraient-ils si stupides qu'ils soient passés à côté d'une médecine aussi efficace ? Non seulement ils ne se posent pas cette question, mais ils en tirent la conclusion tout à fait contestable que : « *pour les 40% de Français qui y recoururent, c'est une "médecine" qui soigne* ». Ils ajoutent tout de même que : l'« *espace scientifique, politique et réglementaire de la médecine fondée sur les preuves n'estime pas avoir aujourd'hui les arguments pour l'y associer* ». Comment, après des milliers d'études consacrées à l'homéopathie et financées par les laboratoires qui la produisent, peut-on penser que cet état de fait puisse changer demain ? C'est là que nous voyons apparaître la notion implicite de sciences citoyennes. Si les Français consomment de l'homéopathie et en sont satisfaits, leur évaluation est équivalente à celle des experts et contrebalance et même dépasse donc les études cliniques contrôlées de qualité. Ceci se confirme lorsqu'ils posent la question : « *quels seraient les outils conceptuels et méthodologiques suffisamment pertinents et adaptés pour évaluer et décider de la place institutionnelle (recherche, enseignement, prise en charge) des médecines alternatives ?* » La réponse n'est évidemment pas clairement fournie, mais elle est implicite : c'est la mise en place de conférences citoyennes dans lesquelles les partisans des granules et les admirateurs de la médecine quantique, sans autre preuve que leurs convictions et leurs observations, viendraient discuter d'égal à égal avec les chercheurs.

Il est vrai que : « *dans toutes les parties du monde et à toutes les époques, le malheur et la répétition du malheur, dont la maladie, la souffrance psychique, la folie, ont toujours* été aussi pris en charge soit par des pratiques religieuses (exorcisme, méditation, confession, pèlerinage), soit par des pratiques de sorcellerie. À côté du modèle médical enseigné et validé sur la base des méthodes scientifiques "reconnues" persistent ceux qu'on pourrait appeler les "guérisseurs irrationnels"* ». Il s'agit là d'un fait incontestable. Quelle que soit la structure que prendra la médecine, il y aura toujours des guérisseurs. Si cela ne constitue pas un motif pour les pourchasser, cela ne justifie pas pour autant leur légitimation. L'usage de ces guérisseurs irrationnels est à laisser à l'initiative personnelle et la seule borne qu'il faut leur fixer est celle de la non-dangerosité. Les actuels guérisseurs le savent bien. Les affaires graves dans lesquelles la vie a été mise en cause sont nombreuses, mais elles proviennent extrêmement rarement de guérisseurs autoproclamés. La dangerosité de ce type de pratiques est qu'elle soit parfois utilisée par de véritables médecins, détenteurs de véritables diplômes, et qu'alors l'argument d'autorité qui en découle puisse amener les patients à persister dans leur erreur et à mettre en danger leur santé ou celle de leurs proches.

Les auteurs abordent alors l'important problème de l'effet placebo et on ne saurait leur en vouloir, vu la date de publication de cet article, et les informations qui sont parvenues des essais cliniques lors de ces dernières années, de proférer à cette occasion de grossières contrevérités (voir article sur le placebo en annexe I).

Non, l'effet placebo ne peut être considéré, ni a fortiori remboursé, comme une médecine indépendante dans la mesure où l'on sait aujourd'hui que cet effet, qu'il convient d'ailleurs d'appeler plutôt « effet contextuel », provient du contexte du soin et de la relation qui se lie entre le patient et le praticien. On sait aussi qu'il est d'autant plus important qu'il est associé à un traitement réellement efficace. C'est une sorte de cerise sur le gâteau posée sur la médecine des preuves.

Il importe aussi de savoir que l'effet contextuel n'est actif que dans le domaine subjectif. C'est pourquoi il ne se manifeste notablement que dans le cas de la douleur et des maladies dont celle-ci est le marqueur. Il est d'ailleurs à noter que cet effet contextuel peut être positif ou négatif et qu'il peut diminuer l'effet d'un traitement actif ou provoquer des troubles si la relation entre le patient et le praticien est particulièrement mauvaise.

Non, le corps ne peut pas tout guérir par la simple action de l'esprit comme le prétendait un article publié, sous la plume d'un médecin réputé, dans le journal Métro sous le titre : « *Notre corps peut tout guérir* » et qui affirmait : « *Notre organisme est un gigantesque laboratoire pharmaceutique, capable de produire des antidouleurs, des cicatrisants, des somnifères, des anti-inflammatoires, des antibiotiques, des anticancéreux... J'estime que ce n'est pas une bonne idée de faire le travail à sa place, car on empêche l'organisme de se défendre* ». On attend encore la preuve que notre corps puisse produire des anticancéreux ou des antibiotiques, et si cela était le cas, l'espérance de vie de nos ancêtres n'aurait pas été limitée à quelques décennies. L'auteur, pour justifier son affirmation, donne un exemple : «*... globalement, face aux agressions extérieures, notre organisme réagit : certaines personnes ont même été capables de guérir de la peste* ». Cela est tout à fait certain, encore aurait-il fallu mieux préciser les choses, quantifier le nombre de personnes qui ont été capables de guérir de la peste. C'est une infime minorité. Doit-on en faire une généralité ? Il existe aussi pour le cancer certains cas connus de rémission spontanée. Est-ce à dire que celui qui se voit frappé par cette maladie doit attendre que son corps réagisse ?

D'après l'article du Pr Lazarus : « *On peut s'interroger sur la pertinence de définir "des" médecines. Dès lors que les pratiques "médicales" restaurent, protègent ou améliorent réellement la santé, c'est de la médecine* ». Pour justifier cette revendication, les auteurs s'appuient sur la définition de la santé telle que la conçoit l'Organisation mondiale de la santé (OMS) : « *La santé est un état de complet bien-être physique, mental et social, et ne consiste pas seulement en une absence de maladie ou d'infirmité* ». Cette définition, très large, est aussi parfaitement utopiste et démagogique. Existe-t-il une seule personne qui puisse dire qu'elle est, à un instant donné, dans un état complet de bien-être physique, mental et social ? Cela paraît peu probable. Doit-on alors admettre que nous sommes tous des malades qui s'ignorent et que nous devons tous avoir recours à la médecine au sens le plus large du terme ? Si cela est le cas, les auteurs ont évidemment raison et tout doit être remboursé si cela procure du « bien-être », des voyages au long cours aux soirées en discothèques. Mais alors, puisque la médecine se doit d'être égalitairement remboursée, où allons-nous prendre les ressources et, si son champ est aussi large, allons-nous passer notre temps dans les cabinets médicaux ?

C'est pourquoi il me semble que ce point important doit être éclairci et que la notion de santé ne peut pas se définir ainsi. Il faut distinguer la médecine, qui vient au secours des malades et des infirmes, des simples activités de bien-être.

Ceci amène à séparer :

- La médecine basée sur les preuves, ouverte à toutes les innovations et à toutes les techniques qui auront pu procéder à une validation satisfaisante. Elle inclut évidemment les « thérapeutiques non médicamenteuses validées » inspirées du rapport d'orientation publié par la Haute Autorité de Santé en avril 2011, soit :

- les règles hygiénodiététiques,
- *les traitements psychologiques*, dont les constituants restent à définir clairement,
- *les thérapeutiques physiques* (techniques de rééducation, kinésithérapie, ergothérapie).

Cette médecine-là se doit d'être financée, développée, et reconnue comme seul outil valable face à la maladie.

- Les pratiques de bien-être, qui ont leur place dans la société, mais qui ne peuvent se targuer d'être des thérapeutiques. Nul ne conteste l'intérêt qu'il y a à pratiquer l'équitation. Doit-on en faire pour autant une équithérapie ? Chacun reconnaît le plaisir qu'on peut trouver à écouter la symphonie Jupiter ou le Requiem de Mozart. Doit-on pour autant formaliser cette activité sous le nom de « Mozarthérapie » ou de « musicothérapie », comme cela a été fait ? La pratique des massages existe dans toutes les cultures et nul ne conteste qu'elle peut apporter une détente, provoquer un état de bien-être et favoriser le retour au calme. Doit-on pour autant en faire une thérapeutique à part entière ?

- Les pseudo-médecines, dans lesquelles on peut classer toutes les activités à prétention médicale qui, soit constituent une insulte aux connaissances scientifiques établies (homéopathie…), soit s'appuient sur les théories les plus farfelues (médecines énergétiques…), soit prétendent détourner des théories scientifiques vers un verbiage postmoderne (médecine quantique…), soit sont héritées du passé et subsistent sans preuves dans un cadre sociologique donné (rebouteux, guérisseurs…). Plus largement, toutes celles qui n'ont jamais montré la moindre activité dans le cadre méthodologique de la médecine basée sur les preuves. Ces pratiques n'ont aucune raison d'être pourchassées. C'est au citoyen de prendre ses risques et l'on n'a pas à assurer la sécurité des Français « au besoin malgré eux ». C'est à la justice de savoir poser les bornes de leur action et de les sanctionner, si besoin est, lorsqu'elles portent préjudice.

UN POINT DE NON-RETOUR ?

L'AP-HP n'avait jamais pris en compte l'exercice des médecines alternatives ou complémentaires en son sein, bien qu'un nombre croissant de personnes aient recours à ces médecines disponibles en ville, bien que des équipes hospitalo-universitaires aient mis en place des consultations hospitalières et des enseignements et bien que certains soignants exerçant à la AP-HP aient intégré ces médecines dans leurs pratiques.

Sans se soucier le moins du monde de la valeur de ces techniques l'AP-HP, a intégré dans son plan stratégique 2010-2014 « *un chapitre consacré aux projets de développement des médecines complémentaires* ». Suite à cette initiative, la directrice générale de la AP-HP a chargé, en mars 2011, le Professeur Jean-Yves Fagon de : « *recenser l'offre existante* » et d'en « *explorer les voies d'amélioration* », d'évaluer « *les pratiques existantes dans nos hôpitaux* » et de « *développer la recherche clinique* ».

Le rapport publié en mai 1012 par Jean-Yves Fagon et Catherine Viens-Bitker est le compte rendu de cette mission.

Après avoir développé certaines réflexions terminologiques et fait un inventaire des multiples traitements complémentaires présents dans la littérature, il réalise un état des lieux qui le conduit « *à distinguer :*

- Une offre organisée dans le cadre hospitalier du CHU, intégrée dans les structures cliniques, pratiquée par des personnels AP-HP,
- Une offre organisée dans un cadre associatif, présente dans les structures cliniques et les Maisons d'Information Santé ».

On y apprend que plus de quinze traitements complémentaires différents ont été identifiés dans les hôpitaux de l'AP-HP, que la moitié des praticiens identifiés appartiennent aux professions médicales, l'autre moitié étant composée de professionnels paramédicaux et de psychologues.

L'intervention d'associations est justifiée par le fait que « *Les activités développées dans un cadre associatif répondent à une demande des patients, mais également des médecins, demande qui ne peut être satisfaite dans le contexte financier actuel de l'hôpital. Il s'agit par ailleurs d'activités qui nécessitent d'être évaluées par une recherche clinique bien conduite* ». Cette dernière phrase indique bien qu'une fois encore, la mise en place et la pratique de techniques médicales non conventionnelles ont été mises en place avant qu'elles aient été l'objet d'une « recherche clinique bien conduite ». N'y a-t-il pas là un paradoxe extraordinaire et une inversion de la logique rationnelle de la part d'une structure universitaire ? À moins, bien sûr, qu'il ne s'agisse là tout simplement d'une prise de pouvoir par une minorité active et déterminée face à un hôpital et à des praticiens pusillanimes qui occultent totalement les principes de base de la science. Lance-t-on un avion dans le ciel avant d'être sûr qu'il puisse voler ? Fait-on monter les voyageurs dans un train tracté par une motrice dont on n'a jamais évalué la puissance ?

Le problème de ces associations qui se sont glissées dans le cadre officiel de l'AP-HP paraît parfois plus inquiétant. On apprend en effet que des associations « *rémunèrent des professionnels de santé ou non qui délivrent (gratuitement) des traitements complémentaires aux patients du service* ». Quel dévouement ! Comment des praticiens hospitaliers, que l'on nous décrit dans les médias comme harassés de travail, trouvent-ils la force de délivrer gratuitement des traitements complémentaires en dehors de leurs services ? Quelle abnégation ! On apprend aussi que d'autres associations interviennent directement dans les structures hospitalières, leurs intervenants exerçant « *l'essentiel de leur activité rémunérée en dehors de l'hôpital* », alors qu'« *à l'hôpital ils interviennent à titre gratuit* ». On n'a pas fait mieux en matière de publicité commerciale : le patient qui quitte l'hôpital poursuivra, bien entendu à titre onéreux cette fois, son traitement complémentaire dans le cabinet de l'intervenant qui l'a suivi à l'hôpital. Belle technique promotionnelle.

Nous pouvons ensuite constater qu'il existe un certain nombre de projets de recherche clinique et que sur 10 projets recensés, cinq d'entre eux ont été faits, hors appel d'offres, par un praticien qui monte le projet seul, « *en partenariat avec un industriel, une association de malades, ou une société savante* ». Il n'y a donc pas qu'en médecine conventionnelle que les rapports des médecines avec l'industrie manquent de clarté.

On n'est guère étonné d'apprendre ensuite que : « *Les personnels paramédicaux sont demandeurs de ce type de pratique qui favorise une approche plus personnalisée du soin, qui leur apparait mieux répondre aux attentes des malades et à leurs propres aspirations. Ces approches valorisent leur rôle propre et leur relation au patient* ». C'est cette approche valorisante qui amène d'ailleurs des promotions entières de kinésithérapeutes à se tourner ensuite vers l'ostéopathie. D'auxiliaire médical, ils deviennent des praticiens à part entière, avec souvent, s'ils travaillent dans le privé, une confortable différence de rémunération.

On ne saurait terminer l'analyse de ce rapport sans parler des problèmes de recherche. Les auteurs glissent à ce propos quelques phrases particulièrement significatives : « *Il existe un grand nombre de publications scientifiques portant sur l'efficacité des médecines alternatives et complémentaires dans des indications précises : 498 Revues Cochrane et 240 protocoles de Revues, ont été recensés en 2011. Toutefois, les conclusions de ces revues de la littérature sont souvent décevantes au sens où le niveau de preuve des essais cliniques publiés ne permet pas, dans la majorité des cas, de conclure à l'efficacité thérapeutique du traitement en cause, et où d'autres études s'avèrent nécessaires* ». Cette conclusion, que nous avons déjà rencontrée et qui constitue l'habituel manteau honorable derrière lequel se cachent les échecs de cette recherche, devrait amener à conclure au contraire qu'il est souhaitable d'en rester là. Pourquoi dépenser inutilement des sommes qui manquent dramatiquement aux services hospitaliers conventionnels, chacun en convient, non seulement en matériel, mais surtout en personnel ?

ELLES SONT DEJA PARMI NOUS

Comme nous venons de le voir avec le rapport AP-HP, les médecines non conventionnelles ne se contentent pas de recruter des patients naïfs ou imaginatifs dans le cadre privé. Elles infiltrent aussi les services hospitaliers publics.

On sait que, depuis bien longtemps, un service spécialisé d'acupuncture est présent au centre hospitalier de Nîmes. C'est le seul hôpital qui dispose d'un service dédié, qui a été fondé par le Professeur Jean Bossy. Il fut l'artisan de la reconnaissance de l'Acupuncture par le Conseil de l'Ordre. Cette particularité nîmoise pouvait s'expliquer par la présence d'un homme honorable aux convictions sincères et qui s'était efforcé (sans succès) de conduire l'Auriculothérapie vers une voie médicale et de la présenter comme un concept explicable par la neurobiologie… Devant cet échec, il aurait semblé logique de fermer cette voie inféconde ?

Au lieu de cela, le texte du professeur Fagon vient de nous montrer que cette médecine, et dix-neuf autres, sont aussi présentes à l'AP-HP. On constate qu'elles sont très diverses. Elles vont de supposées médecines, qui ne sont en fait que les pratiques de bien-être que nul ne pourrait contester (musicothérapie, massages), mais auxquelles on ne saurait prêter un quelconque intérêt réellement thérapeutique, à d'autres dont l'invraisemblance et l'anti scientificité sont patentes comme l'homéopathie.

On peut d'abord trouver des médecines ancestrales généralement issues de médecines exotiques : Acupuncture, Shiatsu, Auriculothérapie, Réflexologie, Qi-gong.

Puis viennent des pratiques qui peuvent avoir des effets contextuels et qu'on peut considérer comme issues de la mouvance New Age : Sophrologie, Toucher thérapeutique, Aromathérapie, Snoezelen.

On peut aussi rencontrer des pratiques qui, pour différentes raisons, pourraient avoir une activité thérapeutique, mais qui n'a jamais été réellement prouvée. Il s'agit d'abord de l'ostéopathie, qui est totalement invraisemblable par ses bases historiques, mais qui en fait recouvre actuellement une pratique qui n'est ni plus ni moins qu'une kinésithérapie et une médecine manuelle recouverte d'une aura anti médicale. Comme ce fut longtemps le cas pour la psychanalyse, ses utilisateurs ont l'impression d'avoir recours à une médecine « en avance sur son temps », ce qui explique sans doute largement son succès.

On peut y trouver aussi l'hypnose, cas particulier qui semble présenter un intérêt dans le cadre de l'anesthésie. À moins, la chose n'est pas exclue, qu'il ne s'agisse que d'un simple effet contextuel agissant sur les patients, mais surtout sur les soignants qui placés dans ce contexte diminuent les doses d'anesthésiques en pensant que l'hypnose fera le reste. Restent la TENS et la Mésothérapie. La neurostimulation électrique transcutanée ou Transcutaneous Electrical Nerve Stimulation (TENS) est une technique destinée à soulager la douleur à l'aide d'un courant électrique de faible tension transmis par des électrodes placées sur la peau. Nulle raison de rejeter cette technique a priori, si ce n'est que les preuves apportées de son activité et les théories qui président à son action sont les mêmes que celles que fournit l'effet contextuel. D'ailleurs, tout comme lui, elle n'est efficace que dans le cadre de la douleur.

Quant à la mésothérapie, c'est une technique qui consiste à injecter de faibles doses de médicaments dans la peau. Ces indications sont pour l'essentiel du domaine de la douleur ainsi qu'une constellation de troubles allant du traitement des acouphènes à celui du zona en passant par les infections O.R.L. à répétition. Ce traitement est utilisé également en médecine esthétique. La mésothérapie aurait été inventée en France dans les années 1950. La classification commune des actes médicaux décrit, dans son corpus depuis 2005, la séance de mésothérapie à visée antalgique, mais cet acte n'est pas pris en charge par l'assurance maladie.

A la demande du ministère de la Santé (Direction Générale de la Santé), l'unité 669 de l'INSERM a reçu pour mission d'évaluer cette pratique dans ses différentes utilisations. Les conclusions qui suivent s'appuient sur les rapports publiés à cette occasion. Ils s'étonnent que les travaux scientifiques évaluant la mésothérapie soient aussi rares. Ils signalent que plusieurs articles relatent la survenue d'effets indésirables. En ce qui concerne l'efficacité, une seule étude est méthodologiquement acceptable, le résultat en est positif, mais n'est pas totalement conclusif. Ils constatent qu'il est infiniment regrettable qu'une pratique aussi répandue soit aussi mal étudiée et qu'il est impossible de dire aujourd'hui, à partir de données factuelles, si le rapport bénéfice-risque de la mésothérapie est satisfaisant. Ceci n'est cependant pas impossible, tout au moins dans certaines indications et avec certains produits. La mésothérapie n'aurait donc pas a priori vocation à être classée dans les médecines non conventionnelles dans la mesure où il s'agit d'injections un peu particulières toujours effectuées par des médecins. Ce qui explique qu'elle ait été annexée par les médecines qui se veulent « douces » est sans doute le fait qu'elle est surtout répandue sur le plan esthétique (peau d'orange, culotte de cheval…), un domaine qui ne fait pas l'objet d'une spécialité particulière et peut être abordé par n'importe quel médecin en quête de profits.

Enfin, sont présentes des techniques qui peuvent être considérées comme des composantes du bien-être et qui peuvent apporter, à ce titre, une aide pour des patients en grande difficulté. Il s'agit des massages, de la méditation, de la relaxation, de l'art thérapie, de la musicothérapie et de l'haptonomie, une pratique qui consiste à entrer en relation par le toucher et un contact affectivo-psycho-tactile. Avec elles, il ne s'agit pas vraiment de soins thérapeutiques.

Subsiste le cas de l'homéopathie qui est de loin la plus pratiquée. Celle-ci constitue vraiment une insulte et une provocation face à la science dans la mesure où l'on sait qu'aucune des très nombreuses études cliniques contrôlées bien menées sur le sujet n'a apporté la moindre preuve de son efficacité et que ses bases et ses modes de fabrication défient le bon sens. Lorsqu'on se trouve face à une personne fermement convaincue de son activité, il n'est nul besoin de longs discours. Il suffit de lui expliquer comment est fabriquée cette locomotive de l'homéopathie que constitue l'oscillococcinum pour la voir vaciller.

Décrivons donc cette méthode, car il faut bien rire un peu. Il faut attraper un canard de barbarie, lui prélever son foie et son cœur. Peser 35 grammes de foie et 15 grammes de cœur, les mettre dans un flacon stérile d'un litre rempli d'un mélange de suc pancréatique et de glucose et laisser l'ensemble « pourrir » tranquillement pendant 40 jours. Au bout de ce temps, filtrer la solution qui nous donne la teinture mère à partir de laquelle sera effectuée la dilution Korsakovienne. Pour cela, admettre l'hypothèse que tout flacon dont on vide le contenu garde sur ses parois 1/100 de la solution initiale. Vider donc promptement le flacon de teinture mère et l'emplir d'eau. Agiter. Vous possédez maintenant la dilution 1K. Répétez cette opération (vider, remplir, agiter – vider, remplir, agiter...) 200 fois. L'eau de rinçage final, puisque c'est bien ainsi qu'il faut l'appeler, vous servira à imprégner des granules qui seront ensuite vendues en pharmacie. S'il ne s'agit pas là de se moquer de la raison, à la fois des praticiens et des patients, il nous faudra sans doute admettre que la terre est plate.

Les principales médecines non conventionnelles, homéopathie, acupuncture, ostéopathie, auriculothérapie, ayant déjà été largement traitées dans d'autres ouvrages. Je n'y reviendrais pas ici.

Laissons aussi de côté les pratiques de bien-être qui, pour avoir leur place, ne doivent pas être considérées comme des soins thérapeutiques, ainsi que les pratiques ancestrales qui ont, sans conteste, fait la preuve de leur inefficacité, lorsqu'on sait quels étaient l'état de santé et l'espérance de vie des populations avant l'arrivée de la médecine scientifique.

Contentons-nous d'analyser de manière un peu plus approfondie deux de ces techniques : le toucher thérapeutique et la sophrologie. Cela suffira à montrer qu'elles ne s'appuient que sur un détournement de la science et l'argument d'autorité.

Le toucher thérapeutique est une technique qui rappelle l'antique pratique de l'imposition des mains. C'est une approche énergétique qui prétend à l'efficacité pour les soins postopératoires, les effets indésirables de la chimiothérapie, sans parler de la douleur et de l'anxiété. Le praticien garde le plus souvent ses mains à 10 à 15 centimètres du corps du patient.

Voici le procédé opératoire tel que le décrit le site Passeport Santé (http://www.passeportsante.net/) :

L'intervenant se concentre intérieurement.
A l'aide de ses mains, il évalue la nature du champ énergétique du receveur.
Il effectue un balayage par de larges mouvements des mains pour éliminer les congestions d'énergie.
Il réharmonise le champ énergétique en y projetant des pensées, des sons ou des couleurs.
Finalement, il réévalue la qualité du champ énergétique.

On voit que cela tient du théâtre et du fantastique. Théâtre par les mimiques de concentration intérieure que ne manque sûrement pas de manifester le praticien. Théâtre par les larges mouvements de main. Irrationnel par l'intervention d'un champ énergétique que personne ne connaît et dont l'existence n'a jamais obtenu un début de commencement de preuves. On se croirait dans *Stars Wars*, lorsque maître Yoda, après forces mimiques et mouvements d'oreilles, déplace par la pensée le vaisseau spatial du héros.

On y apprend aussi que : « *Le toucher thérapeutique a été élaboré au début des années 1970 par une " guérisseuse ", Dora Kunz, et par Dolores Krieger, Ph.D., infirmière et professeure à l'Université de New York. Elles ont collaboré avec des médecins spécialistes en allergie et immunologie, en neuropsychiatrie ainsi qu'avec des chercheurs, dont le biochimiste montréalais Bernard Grad du Allen Memorial*

Institute de l'Université McGill. Celui-ci a effectué de nombreuses études sur les modifications que des guérisseurs pouvaient engendrer, notamment sur des bactéries, des levures, des souris et des rats de laboratoire ». Des spécialistes, des chercheurs, des biochimistes, voilà pour l'argument d'autorité. Des études sur des bactéries, des levures, des souris, des rats de laboratoire, voilà pour la science détournée par le discours.

Dans son ouvrage : « *Pseudo science et postmodernisme* » Alan Sokal rappelle l'histoire de la petite Émilie Rosa, neuf ans, qui avait confondu ces pseudo scientifiques. Elle avait conçu une expérience simple, à l'occasion d'un concours de sciences de son école, destinée à vérifier si les praticiens avaient vraiment la faculté de percevoir un champ énergétique humain. Émilie et le praticien étaient séparés par un panneau opaque percé par deux ouvertures par lesquelles le praticien passait les mains. Émilie plaçait alors sa main droite au-dessus de l'une ou l'autre des mains du praticien selon un tirage au sort et celui-ci devait donner sa réponse. « *Sur 280 essais effectués avec 21 praticiens de toucher thérapeutique, ces derniers ont réussi à désigner la main exacte dans 44 % des cas, un score légèrement plus mauvais que celui que l'on obtient en répondant au hasard* ». Son étude avait été publiée dans : « The journal of American Medical Association ». En sciences aussi, on pourrait dire que : « *la valeur n'attend pas le nombre des années* ».

La sophrologie a été mise au point par le Dr Alfonso Caycedo, neuropsychiatre colombien alors établi en

Espagne. Il s'intéressait particulièrement aux états et niveaux de conscience : veille, vigilance, concentration, attention flottante, coma, etc., ainsi qu'à l'hypnose médicale. Après avoir séjourné pendant deux ans en Orient pour s'initier à certaines techniques d'accès à des états de conscience extraordinaire, il crée officiellement la sophrologie en 1960. Elle est définie par le docteur Caycedo lui-même comme : « *une méthode scientifique conçue pour maîtriser l'équilibre corps - esprit, pour l'étude de la conscience et pour la conquête des valeurs de l'homme, avec des procédés vivantiels qui lui sont propres et originaux* ». Méthode scientifique, procédés vivantiels, il y a vraiment de quoi être séduit. La sophrologie est en fait un salmigondis de yoga, de méditation, et de training autogène, comme si l'utilisation de ces différentes techniques pouvait provoquer une synergie. Elle est très imprégnée de spiritualisme : l'objectif de celui qui la pratique est d'atteindre un état supérieur de conscience. À noter que cette pratique permet aussi, si on en croit la MIVILUDES, de se trouver enrôlé dans une secte.

LE POLITIQUE S'EN MELE

Pour couronner le tout, le centre d'analyse stratégique a publié en octobre 2012 une note intitulée : « *Quelle réponse des pouvoirs publics à l'engouement pour les médecines non conventionnelles ?* » Le Centre d'analyse stratégique est une institution d'expertise et d'aide à la décision placée auprès du premier ministre. Il a pour mission d'éclairer le Gouvernement dans la définition et la mise en œuvre de ses orientations stratégiques en matière économique, sociale, environnementale ou technologique. Il préfigure, à la demande du premier ministre, les principales réformes gouvernementales.

C'est bien pourquoi il semble nécessaire d'examiner avec la plus grande attention les propositions qu'il vient de faire dans ce domaine.

UNE METHODOLOGIE CONTESTABLE
Avant d'en analyser le contenu, il est bon de se pencher sur la méthodologie utilisée par le CAS pour établir sa recommandation. Un certain nombre de remerciements sont adressés à la fin du texte aux personnes qui ont été auditionnées ou à ceux qui ont participé à l'élaboration du projet. Si l'on commence par mettre de côté les représentants administratifs (direction générale de l'offre de soins (DGOS), direction générale de la santé (DGS), organisation de coopération et de développement économique (OCDE), Office fédéral de la santé publique suisse), qui n'ont pu que fournir des informations de type administratif, on constate que les personnalités auditionnées ne sont pas, loin de là, des défenseurs de la médecine basée sur les preuves. On trouve d'abord l'ordre des pharmaciens (ONP) et celui des médecins (CNOM) dont nous avons déjà vu, qu'ils sont là plutôt à titre de défense de leurs mandants pour éviter la prolifération des médecines non conventionnelles hors du cadre médical et non pour les contester. Viennent ensuite la haute autorité de santé (HAS), seule voix probable de défense de la médecine scientifique, et la mission interministérielle de lutte contre les dérives

sectaires (MIVILUDES) qui s'intéresse au cas particulier de la médecine comme marchepied vers les sectes. Face à eux, dix autres organisations ou individus, tous défenseurs des médecines non conventionnelles, parmi lesquels on retrouve évidemment les omniprésents professeurs Lazarus et Fagon, les différents syndicats ou organisations concernant les médecines non conventionnelles (médecine chinoise, simples, acupuncture, toucher thérapeutique, etc.), un médecin généraliste acupuncteur homéopathe et, pour couronner le tout, une avocate spécialiste des thérapies non conventionnelles connue pour être une « pionnière militante ».

On peut donc dire que le résultat qu'on pouvait attendre de ce rapport était connu d'avance puisque les intervenants y étaient majoritairement, pour ne pas dire de façon hégémonique, des partisans reconnus des médecines non conventionnelles.

D'ailleurs, les partisans des MNC ne s'y sont pas trompés : le site du Collège Européen de Naturopathie Traditionnelle Holistique de Daniel Kieffer publie un article dans lequel il se fait l'écho de cette publication sous le titre : « *Quand Matignon s'ouvre à la naturopathie* » où est écrit : « *Ce rapport d'analyse ministérielle, outre le fait d'enfin sortir nos décideurs du silence, du dédain ou du rejet systématique de nos professions, ouvre enfin à une possible intégration à moyen terme.* ». On ne saurait être plus clair sur les conséquences possibles de ce rapport.

Pourtant, il semble que le rôle du CAS, qui est de conseiller le premier ministre, se devrait de respecter un certain équilibre dans ses sources d'information. Ce n'est visiblement pas le cas ici. L'hypothèse qui peut être avancée est que les choix personnels de ceux qui ont participé à la préparation ou à la rédaction de ce texte aient pesé très lourd dans la balance.

LES MOTIVATIONS DU RECOURS AUX MEDECINES NON CONVENTIONNELLES
Le centre d'analyse stratégique décrit les motivations de ceux qui se tournent vers les médecines non conventionnelles de façon tout à fait lucide : « *Confrontés aux effets secondaires des traitements, au manque de temps des soignants ou à l'absence de remèdes efficaces aux maux du quotidien, les usagers des systèmes de santé des pays développés se tournent de façon croissante vers les médecines non conventionnelles, pourtant peu reconnues par la science ou la communauté médicale* ».

Le texte prend acte du fait que, comme nous l'avons déjà vu, bon nombre de ceux qui ont recours aux médecines non conventionnelles se positionnent non par adhésion à ces médecines, mais par opposition à la médecine telle qu'elle est pratiquée actuellement. Le texte rappelle ensuite très clairement les principes de la médecine basée sur les preuves : « *La médecine conventionnelle est fondée sur une validation scientifique par des essais cliniques et/ou un consensus de la communauté professionnelle. À mesure qu'elle gagnait en efficacité, elle s'est construite contre le charlatanisme, se détachant des superstitions et pratiques religieuses dans une démarche objective de traitement des maladies* ». Il constate alors que : « *les frontières entre soins conventionnels et non conventionnels sont floues* » du fait de la pratique de soins non conventionnels par certains médecins et que « *l'intérêt des professionnels de santé pour les approches non conventionnelles grandit par conviction, par désir de mieux répondre aux besoins des patients ou parce qu'elles sont un moyen d'obtenir un supplément de revenus* ». Point important : « *éviter la consommation de médicaments est aussi la première raison avancée par les Français qui ont recours aux médecines non conventionnelles* ». Certes, les patients ont parfaitement raison de vouloir éviter la surconsommation de médicaments. Doivent-ils pour autant se tourner vers des pratiques irrationnelles ? Ne pourrait-on pas tout simplement former les médecins à éviter les prescriptions inutiles ?

Dans une étude IPSOS (Rapport des Français et des Européens à l'ordonnance et aux médicaments. IPSOS Santé - octobre 2005) faite à la demande de l'Assurance maladie, on constate que la population interrogée en France déclarait avoir pris, au cours de la dernière semaine, 1,6 médicament prescrit contre 0,9 aux Pays-Bas, et que 90 % des consultations se terminaient, en France, par une ordonnance alors que la proportion n'était que de 43 % aux Pays-Bas. Comment peut-on expliquer cette boulimie de prescriptions ? En fait, les médecins français déclarent subir une pression de leurs patients. La chose n'est pas certaine lorsqu'on sait, d'après la même étude, que « *86% des Français déclarent qu'ils auraient confiance dans un médecin qui ne leur prescrirait aucun médicament à la fin de la consultation* » et que « *8 sur 10 déclarent avoir confiance dans un médecin sachant remplacer certains médicaments par des conseils utiles* ». Un malentendu qui en dit long sur l'absence de communication qui règne entre les patients et leurs praticiens.

C'est ce que confirme la note qui indique que : « *en outre, la plupart des usagers désirent pallier la carence de prise en charge globale (physique, psychologique, voire spirituelle) et de temps d'écoute des soignants. Le médecin est parfois perçu comme très technicien, plus prescripteur que soignant perdant parfois de vue le soin dans sa globalité* ». Que la médecine soit perçue comme très technique et que le médecin soit plus prescripteur que soignant est malheureusement une réalité. Il est établi que la relation interpersonnelle que le médecin saura (ou non) nouer avec son patient, avec compréhension et empathie, jouera un grand rôle. Pour autant, il ne s'agit nullement de « prise en charge » psychologique ou encore moins spirituelle ! Le « soin dans sa globalité » est un premier pas vers une médecine holistique qui nie la nécessaire rigueur de la médecine basée sur les preuves.

Le texte constate avec fatalisme que : « *les médecines non conventionnelles sont déjà dans les hôpitaux* ». Nous l'avons vu précédemment bien entendu, mais est-ce une raison pour s'en satisfaire ? Est-ce une raison pour laisser ces lobbys poursuivre leur infiltration dans le système de santé ?

DES FAITS ET DES REFERENCES CONTESTABLES

En ce qui concerne l'effet des médecines non conventionnelles, les affirmations du texte sont nettement plus contestables. Ainsi indique-t-il que : « *la recherche en matière de coût-efficacité est peu fournie et souvent contradictoire* ». Contradictoire est bien indulgent quand on sait que la conclusion de la seule étude qui est citée en référence (Canter P., Thompson Coon J. et Ernst E. (2006)) affirme : « *les preuves disponibles indiquent que l'utilisation de ces thérapies complémentaires représente un coût supplémentaire et il n'y a aucune preuve que leur utilisation entraîne des économies* ».

La note indique aussi que : « *le Parlement européen et le conseil de l'Europe ont appelé à la reconnaissance de ces médecines et nouvelles professions de santé à condition d'en encadrer strictement l'exercice et la formation* ». Décidément, les expériences passées ne servent à rien ! Ne peut-on constater que l'encadrement et la reconnaissance de l'ostéopathie ont provoqué une explosion de pseudo-formations qui entraînent l'apparition sur le marché de la santé d'une offre de soins qui, si elle devait un jour être prise en charge par la sécurité sociale ou les mutuelles, en provoquerait rapidement l'effondrement ? Et puis sincèrement, pense-t-on vraiment que l'on puisse mettre sur pied un programme d'études sérieuses pour la lithothérapie ou la « guérison du cancer "par consommation de sang d'âne frais" (sic) ».

Plus grave encore est l'affirmation selon laquelle : « *parfois elles apportent des réponses lorsque les praticiens de la médecine conventionnelle ne parviennent pas à poser un diagnostic* ». Que les médecines non conventionnelles prétendent objectivement soigner repose déjà sur une énorme imposture, mais qu'elles puissent poser un diagnostic alors que la médecine conventionnelle n'y est pas parvenue, est proprement surréaliste. Le texte du Centre d'analyse stratégique serait bien en peine d'ailleurs d'en donner le moindre exemple...

Les affirmations concernant plus particulièrement l'acupuncture sont, elles aussi, plus que discutables. Après avoir fort justement rappelé que cette discipline : « *repose sur la stimulation de l'organisme par insertion d'une aiguille afin de rétablir la bonne circulation de l'énergie (Qi) à travers le corps via les méridiens* », il est affirmé que : « *son efficacité a été démontrée pour les douleurs chroniques, traitement de migraine et l'apaisement des nausées et vomissements après une chimiothérapie ou une opération* ». Or, cette affirmation s'appuie sur une référence plus que contestable, et qui va à l'encontre des toutes dernières études sur la question. La référence citée par le texte est, en effet, ancienne (2003) et c'est une publication de l'OMS. Faut-il rappeler qu'il s'agit là d'un organisme plus politique que scientifique et qui est loin d'être imperméable aux influences des pays qui souhaitent obtenir pour leur médecine une reconnaissance flatteuse pour l'honneur national ? On peut aussi remarquer que les références sur lesquelles s'appuie cette publication sont en grande partie prises dans les journaux de langue chinoise dédiés à ce type de médecine et, par là même, souvent peu regardants sur la qualité des études. L'inventaire des études sérieuses et récentes sur la question fait apparaître une conclusion bien différente (voir annexes II et III).

DES SOLUTIONS ILLOGIQUES ET RUINEUSES
Dans le domaine des solutions proposées, la note d'analyse indique que « *face aux critiques concernant le manque de preuves scientifiques dans le secteur des médecines non conventionnelles, certains pays ont créé des centres d'études dédiés, comme le National Research Center in Complementary and Alternative Medicine en Norvège. Afin de nourrir la recherche, ce centre a d'ailleurs mis en place une banque de données consacrée aux effets exceptionnels de ces traitements (amélioration substantielle voire guérison, ou dégradation notable de l'état de santé). Ce Registry of Exceptional Courses of Disease couvre le Danemark, la Norvège et la Suède et peut être alimenté par les patients, leurs familles et leurs praticiens* ». Il ne fait pas de doute qu'un registre alimenté par les patients, leurs familles et leurs praticiens ne pourra que concourir à l'obtention de multiples preuves « scientifiques » dans le secteur des médecines non conventionnelles ! La voilà bien, la science citoyenne appliquée à la médecine. Faut-il rappeler que la preuve scientifique ne se détermine ni au suffrage universel, ni par le témoignage individuel, ni par l'argument d'autorité et que, depuis Claude Bernard, la médecine tente de se débarrasser du fameux sophisme « Post Hoc » (post hoc ergo propter hoc : après cela, donc à cause de cela) ? Que ce sophisme soit encore un

piège pour les patients et plus étonnant encore, pour de nombreux médecins, est un fait quotidiennement constaté, mais que des autorités puissent mettre en place un système qui lui est inféodé est le retour au pire obscurantisme et la voie royale vers tous les charlatanismes. La vérité médicale à un instant donné ne peut reposer que sur des études de qualité et l'avis de l'ensemble de la communauté médicale.

Peut-être serait-il bon aussi de rappeler aux auteurs du texte qu'il existe déjà aux États-Unis, depuis 1991, un Centre national pour la médecine complémentaire et alternative (NCCAM) qui est l'un des 27 instituts et centres qui composent le National Institutes of Health (NIH) à l'intérieur du ministère de la Santé et des Services humains du gouvernement fédéral des États-Unis et qui, après avoir dépensé des sommes astronomiques (on évoque plus de 2 milliards de dollars), n'a pas trouvé la moindre preuve d'efficacité pour aucune des médecines non conventionnelles étudiées. Il est à noter aussi que, bien que l'existence même de cet organisme soit souvent remise en cause et qu'il se livre parfois aux recherches les plus farfelues, les études sont conduites avec soin, de manière scientifique, afin de savoir le plus rapidement possible si ces méthodes sont efficaces.

Steve Jobs avait été diagnostiqué d'une forme rare du cancer du pancréas en octobre 2003. Cette forme appelée « tumeur neuroendocrine pancréatique des ilots de Langrhans » est curable avec un assez bon pronostic si l'intervention chirurgicale est réalisée précocement. En dépit de cela, il a préféré, pendant neuf mois, essayer un régime végétarien, de l'acupuncture, de la phytothérapie et se confier à un médecin qui, dans sa clinique, conseille un jeûne à base de jus de fruits. Bien qu'une opération ait ensuite été effectuée, les métastases avaient déjà atteint le foie et, malgré une greffe, il est décédé en octobre 2011. Selon le chercheur à Harvard Amri Ramzi, son choix de traitement alternatif « *l'a conduit à une mort inutilement précoce.* » Notons que, quelques semaines après sa mort, Joséphine Briggs, présidente actuelle du NCCAM, peut-être touchée par le remords, a placé sur son blog un avertissement explicite indiquant que « *les approches non prouvées de médecines alternatives ne devraient pas remplacer les approches de soins médicaux conventionnels...* ». Et elle ajoute avec une sincérité désarmante : « *pour dire les choses clairement, il n'y a pas de preuve* ».

Les pays européens sont-ils prêts à dépenser des sommes considérables pour poursuivre un fantôme qu'en plus de vingt ans le NCCAM n'a pas réussi à débusquer ?

Dans un article intitulé : « Le NCCAM est-il une imposture ? », The Scientist écrivait en décembre 2002 : « *La seule chose qui est venue de ce travail est l'aboutissement de chacune de ces études : "Les résultats sont intéressants. La recherche est nécessaire". Assez, c'est assez, la demande du public ne doit pas l'emporter sur la vraie science* ».

Le pays des Lumières devrait, sans nul doute, aujourd'hui faire siens les propos de certains médias du Nouveau Monde.

UN STATUT ET DES FORMATIONS AVANT UNE VALIDATION ?

Il serait souhaitable, écrivent aussi les auteurs de la note, « *afin de permettre aux patients de faire un choix éclairé, d'établir un label de thérapeute en pratique non conventionnelle dont l'obtention serait conditionnée à la réussite à un examen clinique et juridique* ». Labéliser des pratiques avant qu'elles ne soient validées, établir des programmes d'examens sur les médecines les plus farfelues, voilà qui ne manquerait pas de piquant. Devra-t-on définir quels sont les psaumes les plus actifs en cas de guérisons par la prière ? Faudra-t-il établir un protocole précis pour le recueil de l'urine dans le cas de l'Amaroli (ou urinothérapie) ?

Toujours pleins de bonnes intentions, les auteurs du texte suggèrent de : « *proposer aux étudiants des filières médicales et paramédicales des modules facultatifs d'initiation aux médecines non conventionnelles pour qu'ils puissent informer leurs futurs patients sur les avantages et les risques éventuels* ». Quel angélisme ! Là encore, un regard en arrière montre ce qui s'est passé dans les facultés de pharmacie. Parce qu'ils sont supposés être capables de préparer des dilutions homéopathiques, les pharmaciens reçoivent au cours de leurs études une « information » sur l'homéopathie. En pratique, cette « information » étant, le plus souvent, dispensée par des homéopathes, il s'ensuit un prosélytisme effréné qui n'est pas pour rien dans la consommation de granules par le grand public. Souhaite-t-on qu'il en soit de même pour toutes les médecines non conventionnelles, que ces modules d'initiation servent de filières d'infiltration pour les thérapies les plus improbables et pour que les médecins généralistes orientent leurs patients vers des « iridologues » ou des « gemmothérapeutes », au même titre qu'ils le font actuellement pour les cardiologues ou les dermatologues ?

Dans ce domaine, une des propositions du rapport semble pleine de bon sens : « *Il serait ainsi nécessaire de rassembler la connaissance objective sur un site Internet de référence, à destination du grand public et des professionnels, comme le réclame une majorité de patients* ». Voilà une bonne proposition. Encore faudrait-il s'assurer que ce site soit géré par une équipe totalement indépendante de toute pression et d'une grande exigence en matière de niveau de preuves. Ainsi, les professionnels et les patients pourraient disposer d'informations homogènes et publiques, plus objectives que celles que risque de fournir un individu isolé, qu'il soit formateur ou simple médecin. Alors pourrait peut-être se développer cette relation patient-praticien qui, sans prétendre à l'égalité de compétences, saurait associer le patient à la décision thérapeutique et mettre en œuvre le fameux effet contextuel.

INNOVER PLUTOT QU'UNIFORMISER
Le gros reproche qui pourrait être fait à cette note est qu'elle se livre à un inventaire de toutes les dérives qui ont pu avoir lieu dans les différents pays européens, comme si l'avenir de la France et de sa médecine devait s'effectuer grâce à un nivellement par le bas.

N'aurait-il pas mieux valu montrer l'exemple d'une approche rationnelle qui serait fort utile à certains pays comme la Suisse ou la Belgique qui tentent de se débarrasser, sans y parvenir, des orientations qu'ils ont imprudemment prises par le passé. La Suisse, en effet, après avoir déremboursé des médecines non complémentaires s'est vue contrainte par un référendum d'initiative populaire de les rembourser à nouveau, mais leur a donné six ans pour faire leurs preuves. Quant à la Belgique, les doyens des dix facultés de médecine ont affirmé ensemble « *qu'il ne peut être question pour leurs facultés d'enseigner des pratiques non conventionnelles de médecine dont l'efficacité n'a pas été scientifiquement démontrée* », malgré l'obligation qui leur en est faite.

Il suffirait pourtant de peu de choses pour que la France puisse redevenir un exemple à suivre. Il suffirait de suggérer au gouvernement d'obliger le conseil de l'ordre des médecins, sous peine de dissolution (ce que proposait d'ailleurs le programme du candidat François Mitterrand), à faire appliquer « strictement » son propre code de déontologie, en particulier dans les trois articles qui cantonnent clairement l'action du médecin dans le cadre de la science :

Article 39 : « *Les médecins ne peuvent proposer aux malades ou à leur entourage comme salutaire ou sans danger un remède ou un procédé illusoire ou insuffisamment éprouvé* ». L'homéopathie est sans contexte un traitement illusoire et l'acupuncture de toute évidence un traitement insuffisamment éprouvé.

Article 8 : « *...compte tenu des données acquises de la science, le médecin est libre de ses prescriptions...* » Ce qui signifie que, contrairement à l'argument qui est souvent présenté, le médecin n'est pas inconditionnellement libre de ses prescriptions. Elles doivent être faites compte tenu des données acquises de la science. Ce n'est évidemment pas le cas des médecines non conventionnelles qui se veulent justement hors de la science.

Article 32 : « *...le médecin s'engage à assurer personnellement au patient des soins consciencieux, dévoués et fondés sur les données acquises de la science* ». Encore une fois, c'est la science qui sert de référence.

Les membres du conseil de l'ordre feraient bien de s'en souvenir.

Ces articles sont, en effet, cyniquement violés par les praticiens de médecines non conventionnelles avec la complicité active de ce même conseil. Au mépris de son propre code de déontologie, le conseil de l'ordre a en effet défini des « orientations » (homéopathie, acupuncture), qui s'obtiennent sur simple déclaration.

UN ESPOIR ?

Heureusement, une phrase, vers la fin du texte, dessine une piste, certes modeste, mais de bons sens et qui mériterait d'être promptement suivie : « *La place des médecins généralistes mériterait en particulier d'être repensée, pour qu'ils contribuent à une prise en charge plus globale. Ils pourraient, encouragés par des modes de rémunération au forfait, dédier au patient plus de temps et lui délivrer des conseils liés à l'hygiène de vie, notamment par le biais de prescriptions non médicamenteuses* ». On ne saurait qu'approuver pareille recommandation qui pose le problème du mode de rémunération des médecins, et provient de la Haute autorité de santé qui parle précisément de « thérapeutiques non médicamenteuses "validées" ». Voilà le mot clé : « validées », car la vraie différence entre la médecine basée sur les preuves et les médecines non conventionnelles ne résulte pas du fait que l'une serait « dure », « chimique » ou « scientiste », alors que les autres seraient « douces », « naturelles » et « ancestrales ». Elle réside simplement dans le fait que l'une est validée (qu'elle produit des effets spécifiques, réels et mesurables) et que les autres ne le sont pas (on n'a jamais mis en évidence d'effets spécifiques).

LES ACADEMICIENS BAISSENT LES BRAS

L'Académie de médecine a toujours été, pour les scientifiques, le recours ultime, la référence incontournable et toujours présente, lorsqu'il s'agissait de fustiger les prétendues médecines non conventionnelles.

On se souvient d'un temps où les rapports à ce sujet savaient ne pas mâcher leurs mots. On pouvait y lire, par exemple, que l'homéopathie « *est une méthode imaginée il y a deux siècles à partir d'a priori conceptuels dénués de tout fondement scientifique* », que « *de façon surprenante cette méthode obsolète continue à avoir de nombreux partisans, des préparations homéopathiques continuent à être produites et vendues, d'ailleurs uniquement dans le public, car dans aucun secteur de la médecine elles ne sont achetées et utilisées par les centres hospitaliers* ». L'ostéopathie était condamnée dans des termes quasiment identiques comme : « *méthode à visée diagnostique et thérapeutique qui s'appuie, comme beaucoup d'autres d'ailleurs, sur des a priori conceptuels dénués de tout fondement scientifique* ».

Voilà ce qui s'appelait parler clair et en peu de mots!

Visiblement, le rapport sur les thérapies complémentaires qu'a publié le 5 mars 2013 l'Académie nationale de médecine est d'une tout autre nature. Les académiciens ont dû constater qu'ils n'avaient pas été entendus. Plutôt que de réitérer leurs condamnations, au moins pour le principe, ils semblent avoir opté pour une méthode qui, parodiant Jean Cocteau, consiste à penser : « *puisque ces pratiques nous dépassent, feignons d'en être les organisateurs* ».

Le rapport, qui s'étale sur 31 pages, sans doute afin de mieux noyer le poisson, ressemble plus à l'acceptation d'un état de fait qu'à une prise de position scientifique. Après avoir ergoté sur la désignation de ces prétendues médecines, les académiciens proposent de désigner désormais ces pratiques par le terme (un de plus) « Thérapies complémentaire (ThC) », ce qui revient, de facto, à admettre leur intérêt et leur action thérapeutique.

Afin de limiter les dégâts, les académiciens indiquent que : « *L'insertion des ThC dans les soins dispensés par les hôpitaux, notamment les CHU, nous semble présenter un réel intérêt si elle est comprise non comme une reconnaissance et une valorisation de ces méthodes, mais comme un moyen de préciser leurs effets, de clarifier leurs indications et d'établir de bonnes règles pour leur utilisation* ». Voilà qui semble plein de bonnes intentions, mais qui n'est en fait qu'un rideau de fumée. Croient-ils vraiment que le public fera la différence, alors que chacun sait que les médecines non conventionnelles sont déjà présentes dans les hôpitaux non à titre de recherche, mais à titre de soins.

Les académiciens admettent qu'il y a actuellement plusieurs centaines de pratiques « *à visée thérapeutique* ». Comme ils ne souhaitent pas se lancer dans une analyse précise de chacune d'entre elles, ce qui est évidemment impossible, ils annoncent que : « *un choix arbitraire, mais réfléchi, nous a conduit à ne retenir pour ce travail que quatre techniques : l'acupuncture, la médecine manuelle, l'hypnose et le tai-chi* ». Leur choix s'appuierait sur le fait qu'elles sont les plus riches en publication et que ce sont celles que privilégie l'AP-HP. En ce qui concerne la première motivation, il est pourtant évident que les publications concernant l'homéopathie sont considérablement plus nombreuses que celles qui s'intéressent au tai-chi, quant à la seconde motivation, elle est assez curieuse, car il me semble que c'est à l'Académie de médecine de faire des recommandations à l'AP-HP et non l'inverse.

Mais, au fait, justement, où donc est passée l'homéopathie ? Il n'en est question nulle part dans le rapport, bien qu'elle soit sans doute, de très loin, la plus pratiquée.

En défendre la pratique aurait risqué de provoquer quelques vagues chez les scientifiques. Alors, chut ! Ne parlons pas de ce qui fâche et laissons nos chers collègues traire tranquillement la sécurité sociale. Est-ce cela qu'on appelle un choix « réfléchi » ?

Pour l'acupuncture, après un exposé des prétendues bases sur lesquels s'appuie la discipline, une évaluation est donnée, qui précise bien que malgré leur grand nombre (plus de 4000 citations) la qualité est « *pour beaucoup d'entre elles, estimée médiocre par les analystes qui les évaluent au regard des critères de la "médecine fondée sur les preuves"* ». J'ignorais que les analystes qui négligent les preuves avaient droit de cité à l'Académie de médecine. Ce doit pourtant être le cas puisque c'est malgré tout sur ces données que les académiciens s'appuient pour estimer que, dans l'état actuel des connaissances, l'acupuncture peut apporter un bénéfice aux patients souffrant de « *lombalgie ou cervicalgie chronique, de migraine ou céphalée de tension, d'arthrose des membres inférieurs, d'épicondylite, aux femmes enceintes éprouvant des douleurs des lombes ou du bassin et lors des douleurs de l'accouchement, et pour prévenir les nausées et vomissements induits par la chimiothérapie anticancéreuse ».*

Cet inventaire pratiquement similaire à celui qui figure dans le rapport du centre d'analyse stratégique est tout aussi contestable et provient sans doute des mêmes sources, ce que confirme la liste des praticiens auditionnés dans les deux cas.

La médecine manuelle ostéopathie chiropraxie a droit au même traitement. Long exposé indiquant qu'il faut, « *avec l'aide de Dieu* »(sic), ajuster les différentes parties du corps, etc. Ceci est suivi d'une évaluation qui, au vu d'un article (Bonfort et coll) publié dans le journal « Chiropractic and Osteopathy », indique que ces manipulations « *peuvent se révéler modérément efficaces* » dans certains cas. Enthousiasmant ! Les académiciens ajoutent malgré tout avec honnêteté que les complications possibles des manipulations cervicales sont rares, mais graves. Curieusement, pas un mot pourtant du rapport bénéfice-risque !

Concernant l'hypnose, paradoxalement, les académiciens parlent très peu de son utilisation dans le cadre de l'anesthésie où elle semble avoir fait preuve de son intérêt. Ils affirment seulement que : « *les indications les plus intéressantes semblent être la douleur liée au geste invasif chez l'enfant et l'adolescent et les effets secondaires des chimiothérapies anticancéreuses* ». On s'en serait douté puisque c'est justement le domaine dans lequel l'effet contextuel est le plus actif. Ils indiquent cependant qu'« *il est possible que de nouveaux essais viennent démontrer l'utilité de l'hypnose dans d'autres indications* ». Peut-on valider une approche au nom de résultats « peut-être » à venir ?

Le Thaï Chi et le Qi-gong, dit le rapport, « *peuvent présenter un intérêt dans la prise en charge d'un ensemble assez hétéroclite de maladies qui ont toutes en commun d'être dans une certaine mesure sensible à l'exercice physique* ». Sachant que ces disciplines sont tout simplement des gymnastiques d'origine exotique, on n'en est pas étonnés. Ont-elles pour autant leur place dans un hôpital, doivent-elles être considérées comme des médecines et doivent-elles donner lieu à un remboursement, alors que les gymnastiques classiques ne le prétendent pas ? C'est là toute la question.

L'exposé qui suit et qui concerne l'effet placebo est objectif, mais n'apprendra pas grand-chose aux lecteurs de l'annexe I de cet ouvrage qui reprend le texte d'une intervention faite au colloque médical de la 19e Journée Régionale du Groupe Aquitaine Douleur à Bordeaux. Cet exposé conclut sur ces termes : « *L'effet placebo est donc le mécanisme d'action de l'acupuncture le plus plausible. On peut penser qu'il en est de même, au moins partiellement, pour l'ostéopathie et la médecine manuelle* ».

Les paragraphes qui suivent ne présentent pour le lecteur profane qu'un intérêt très limité. Ils s'intéressent surtout à l'état des lieux de ces pratiques (prix, formation…). Le seul intérêt réside peut-être dans la constatation de l'augmentation déraisonnable du nombre des ostéopathes. Pour autant, les auteurs du rapport ne semblent pas se souvenir que cette catastrophe avait été annoncée, puisqu'elle est tout simplement le résultat mécanique de la reconnaissance de cette profession.

À force de jouer avec des allumettes…

En conclusion, le rapport indique « *les ThC, nées de pratiques non médicales ou d'une médecine éloignée de la nôtre, et pratiquée initialement dans le seul secteur libéral par des médecins ou non-médecins sans la caution des instances académiques et/ou professionnelles, se sont progressivement installées dans l'offre de formation des universités et l'offre de soin des hôpitaux, du fait d'initiatives individuelles, sans concertation ni planification, et sous l'effet conjugué de la faveur du public et des réponses insatisfaisantes de la médecine conventionnelle face à nombre de troubles fonctionnels. Force est de constater qu'à l'heure actuelle ces pratiques, dont l'une ou l'autre figure au programme de presque toutes les facultés, dans l'usage de tous les centres d'oncologie, dans celui de la plupart des CHU et, semble-t-il, de nombreux centres hospitaliers et établissements de soins privés sont un élément probablement irréversible de nos méthodes de soins* ».

S'il ne s'agit pas là d'une reddition sans conditions, cela y ressemble fort.

En 1985, nous avions assisté à une tragi-comédie qu'on aurait pu intituler : « Georgina et ses homéopathes », lorsque Georgina Dufoix, fraiche ministre de la Santé après le succès électoral de la gauche, avait tenté un coup de force pour imposer l'enseignement de l'homéopathie dans le secteur médical conventionnel. Il semble qu'aujourd'hui, inspiré sans doute par certaines similitudes politiques, on soit en train de nous en présenter un remake. La différence est qu'alors la réaction des autorités médicales de tous bords avaient été vigoureuse et sans ambigüité, ce qui ne semble pas être le cas aujourd'hui.

Inutile donc de préciser que le rapport de l'Académie de médecine est une énorme désillusion. Les sages nous avaient habitués à se positionner comme un rempart, au moins moral, face aux intrusions irrationnelles et mercantiles. Ils auraient dû s'inspirer de la réaction des doyens des Facultés de médecine de Belgique qui, comme nous l'avons vu, ont indiqué avec fermeté que, malgré l'injonction qui en était faite, ils se refusaient à enseigner des techniques médicales qui n'avaient pas été validées.

Allons-nous devoir un jour, comme le font, hélas, aujourd'hui certains parents d'enfants autistes, émigrer vers la Belgique ?

TOUT ESPOIR N'EST PAS PERDU
Un rapport fait au nom de la commission d'enquête sur l'influence des mouvements à caractère sectaire dans le domaine de la santé a été remis au président du Sénat le 3 avril 2013.

La lecture de ce rapport et des témoignages des intervenants qui ont été sollicités montre qu'il s'agit d'un travail de grande qualité. Les sénateurs de cette commission ont auditionné 72 personnalités sélectionnées de manière extrêmement éclectique. On y trouve non seulement les représentants de la MIVILUDES et des associations qui luttent contre les sectes (ADFI, GEMPPI, CCMM), des représentants du corps médical (ordre des médecins, Académie de médecine, AP-HP), des témoins auditionnés publiquement ou à huis clos, mais aussi de nombreux partisans des médecines non conventionnelles (décodage biologique, naturopathie holistique, anthroposophie, Reiki, etc.). Des structures supposées présenter des déviances sectaires avaient même été invitées (scientologie, témoins de Jéhovah, collège Gérard Athias, etc.).

Ce travail, qui ne fait que confirmer la plupart des thèmes que j'ai précédemment développés, contient des éléments complémentaires intéressants.

Ainsi, la commission « *tient à relever d'emblée un paradoxe qu'elle a rencontré fréquemment au cours de l'enquête : celui de l'aspiration à une " liberté thérapeutique " clamée - de manière parfois violente - par les représentants des mouvements susceptibles de dérive sectaire* ». Elle s'étonne de cette revendication dans un pays où la liberté thérapeutique est de fait respectée, même s'il s'agit « *du libre recours à toutes les thérapies présentes sur le marché, fussent-elles ésotériques et douteuses* ». Elle note aussi avec étonnement que les principales associations opposées à la lutte contre les dérives sectaires et « *qui ont martelé l'hostilité que leur inspire la médecine officielle* » conviennent que « *confrontés à la grave maladie d'un de leurs proches, ils n'écarteraient pas d'emblée le recours à la médecine classique…* ».

La commission « *souhaite donc insister sur le fait que cette propagande n'est rien d'autre qu'une tentative de déstabilisation de notre société par la fragilisation de l'autorité que représente dans notre pays la médecine traditionnelle* ».

Après avoir confirmé que « *le recours aux thérapeutiques non conventionnelles est justifié par les défaillances de la médecine classique* », la commission évoque alors un point qui a été rarement soulevé : « *Le marché de la santé est en croissance continue à travers le monde et les pratiques non conventionnelles sont vues comme un moyen de créer de nouveaux emplois, voire comme un facteur de croissance* ». Dans son étude de la situation de la France en 2009, l'Organisation de coopération et de développement économique (OCDE) regrettait l'existence dans notre pays de *« barrières à l'entrée excessivement élevées dans plusieurs professions réglementées liées à la santé (…), ainsi que les barrières à la concurrence entre professions en partie substituables (médecine traditionnelle, praticiens de médecine douce) »*. S'il en était besoin, on trouverait là un témoignage du fait que la médecine est devenue une marchandise comme une autre qui doit être développée par tous les moyens pour les revenus qu'elle procure, fût-ce au mépris de son efficacité et de sa qualité.

Le rapport pose aussi le problème de la pratique, par des médecins diplômés, de médecines non conventionnelles au motif d'assurer la sécurité des patients. On sait que cet argument est très largement contredit dans les faits et qu'au contraire, c'est le plus souvent à cause de l'argument d'autorité de médecins partisans des thérapies alternatives que se produisent les dérives les plus graves (Nathalie de Reuck : « on a tué ma mère », Mort d'Anaëlle - Bulletin du Gemppi -, mort du petit Kerrigan, etc.). Le rapport confirme ce fait en évoquant l'une des auditions qui relate le cas d'une jeune fille décédée d'un cancer suite à sa prise en charge par d'authentiques médecins appartenant au mouvement du Graal. Un autre témoignage indique que « *même dans le cadre hospitalier, une psychologue coordinatrice peut recommander à un malade d'étreindre un arbre pour " prendre l'énergie de la terre " puis recommander le recours extrahospitalier à un ostéopathe promettant une guérison rapide à condition d'arrêter les traitements chimiothérapiques* ».

Le rapport affirme qu'en fait « *l'objectif réel de l'encadrement de ces disciplines est la préservation de l'activité lucrative des praticiens à l'abri du risque de dénonciation par la MIVILUDES* » et fait siennes les conclusions du rapport de la chambre des Lords de novembre 2012 qui déclare que « *l'encadrement des pratiques non conventionnelles peut conduire l'opinion publique à penser que ces thérapies jouissent d'une forme de reconnaissance et donc d'approbation, alors que la réglementation vise principalement à protéger la population contre les prétentions curatives de certaines thérapies et de leurs praticiens* ».

L'implication « *inégale des ordres médicaux et paramédicaux* » est aussi fortement regrettée et la difficulté pour les victimes d'obtenir une sanction contre un professionnel « *surtout médecin* ». De même, il semble anormal qu'« *un professionnel de santé radié* » puisse toujours se prévaloir du doctorat dont il est titulaire.

La lecture des différentes auditions, qui ont été publiées dans leur totalité, montre que les institutions médicales se trouvent actuellement devant deux voies.

Celles-ci sont parfaitement représentées par les témoignages divergents qu'ont apportés Madame Mireille Fougères et le Professeur Loïc Capron, tous deux venus témoigner au nom de la même AP-HP devant la mission parlementaire du Sénat.

Madame Fougères, qui parle en premier, avertit d'entrée : « *le Pr Capron et moi n'avons pas la même sensibilité à ce sujet…* » Elle poursuit en exposant très clairement les arguments qui ont présidé à l'introduction des médecines non conventionnelles à l'AP-HP : « *Les malades nous disent qu'ils ont besoin d'une prise en charge globale de leur maladie et de leur personne. Or, la médecine conventionnelle est très centrée sur l'acte et la prise en charge de la maladie, mais peu sur celle de la personne* ». Cette belle affirmation ne traduit qu'une conception très étroite de la médecine et nombreux sont les médecins généralistes qui, dans la discrétion de leur cabinet, assurent parfaitement cette prise en charge globale. Pourquoi les médecins hospitaliers en seraient-ils incapables ? Ne peut-on leur donner le temps pour le faire plutôt que de financer des pseudo-médecines stupides ?

Elle poursuit : « *Les patients nous expliquent que l'acupuncture permet de mieux supporter certains traitements. C'est pourquoi nous mettons en œuvre cette pratique* ». Qu'il me soit permis de remarquer que l'affirmation « *permet de mieux supporter certains traitements* » ne s'appuie sur rien d'autre que le témoignage de patients laissés à l'abandon et pour lesquels n'importe quel accompagnement personnalisé, leur montrant qu'on s'occupe d'eux, aurait exactement le même effet. Elle termine son intervention en disant : « *De toute manière, le patient ira chercher ces soins ailleurs s'il ne les trouve pas à l'hôpital. [...]. L'hôpital me semble donc devoir répondre à cette demande de la manière la plus sérieuse possible !* » On remarquera que toute cette argumentation se trouve basée sur le seul témoignage et l'acceptation implicite qu'un centre hospitalier universitaire est en droit de cesser d'être le lieu de référence d'une médecine de pointe pour se transformer en une sorte de supermarché de la santé où chacun peut piocher ce qui lui plaît dans les linéaires mis à sa disposition. Nulle part non plus n'est évoqué le fait qu'il soit possible de modifier le comportement des médecins, de les former à un peu plus de psychologie et de les inciter à manifester vis-à-vis du patient une empathie et une disponibilité qui les satisferaient probablement beaucoup mieux que toutes les pseudo-médecines irrationnelles.

Le Professeur Loïc Capron qui s'exprime ensuite a un tout autre discours : « *J'ai été élevé dans le culte du savoir. Mes études médicales et scientifiques - je suis aussi docteur ès-sciences - reposent sur le savoir. Le " croire" n'y a pas sa place* ». Il insiste ensuite sur le fait qu'il ne s'agit pas pour lui d'un rejet à priori de ces médecines, bien au contraire : « *Très tôt, en 1987, je me suis longuement penché sur le rapport intitulé : Alternative therapy, réalisé par la British medical association [...]. D'où vient ce précieux rapport ? Il a été inspiré par le Prince de Galles, président de la British medical association en 1982-1983, qui a demandé aux médecins britanniques - qui partagent la même culture que moi - de s'intéresser à ces médecines qui, selon lui, pouvaient représenter l'avenir. On a obéi au prince. Le rapport, paru quatre ans plus tard, est d'une sévérité extrême. Il est parfaitement rédigé et laisse place à quelques rares îlots au milieu d'un champ de ruines* ». Le Professeur Capron indique qu'il n'a pas pour autant cessé de s'intéresser à la question et qu'il a étudié tout ce qui paraissait dans les journaux « *mais je n'ai jamais changé d'opinion* ».

Il insiste alors sur ses divergences face au comportement actuel de l'AP-HP qui : « *s'intéresse aujourd'hui à ces médecines qui ne m'intéressent pas !* ». « *Cela s'est passé au moment de la discussion du projet médical du plan stratégique 2010-2014. J'étais alors simple élu de la CME. Il fallait avoir lu le projet médical pour se rendre compte qu'une page entière était consacrée à ces médecines, ce qui était une innovation extravagante pour nous. Je n'ai pas manqué de protester, mais, malgré ma désapprobation, ce sujet est demeuré inscrit dans le plan, d'où l'existence du présent rapport et des mesures que vous a décrites Mme la directrice générale ».* Le Professeur Capron termine en affirmant : *« Nous avons autre chose à faire de notre argent et des hémisphères cérébraux de nos médecins ! La " Collaboration Cochrane ", dont les travaux font autorité dans le monde entier, est une organisation anglaise un peu maniaque et obsessionnelle qui étudie tout ce qui a été publié sur les sujets scientifiques. 598 de leurs études portent sur les médecines complémentaires. C'est dire s'il existe une recherche sur ce sujet qui, je le répète, constitue un champ de ruines dont il ne reste rien ! Je veux bien qu'on s'acharne, mais je n'y crois pas et n'y croirai pas davantage lorsque tout sera fini. Je trouve que l'argent de la recherche serait mieux dépensé dans d'autres domaines ! »*

Ce témoignage fait évidemment chaud au cœur. Il existe donc bien à l'intérieur même de l'AP-HP une opposition à ce que les hôpitaux, hauts lieux de recherche scientifique, soient abaissés à se plier à une soi-disant volonté citoyenne. Il est probable que la présence de deux intervenants de sensibilités différentes lors de cette audition traduit les débats internes qu'induit probablement cette dérive.

IV-La croisee des chemins

> *« La vérité scientifique sera toujours plus belle que les créations de notre imagination et que les illusions de notre ignorance. »*
>
> Claude Bernard

Il est incontestable, et les patients ne le nient pas, que nous avons tous tiré un avantage considérable des progrès de la médecine.

De la même manière qu'il faut savoir distinguer la science de la technique, il faut savoir distinguer la recherche médicale de la pratique clinique. Au fil des années, des médecins ont lentement dérivé vers une médecine qu'on pourrait qualifier d'industrielle et parfois de mercantile. Trop souvent, le patient est considéré comme une machine qui, étant tombée en panne, est conduite dans un atelier pour une réparation. Cette approche fait souvent oublier l'aspect humain, l'aspect relationnel, pour se tourner vers un savoir fractionné, déshumanisé, technique, dont le patient se sent exclu.

C'est pourquoi, paradoxalement, alors que de nouvelles découvertes se profilent à l'horizon, alors que le vieillissement de la population atteste du chemin parcouru, alors que la médecine factuelle progresse de jour en jour, les citoyens la remettent de plus en plus en question, s'effraient des risques qu'elle fait parfois courir, et se tournent vers des pratiques prônées par les marchands d'illusions.

Aux classiques maladies, de plus en plus maîtrisées, s'ajoutent maintenant des plaintes qu'on ne peut relier à des mécanismes physiopathologiques bien définis. Cette multiplication des pathologies fonctionnelles qui ne trouvent pas dans la médecine de réponse adaptée entraîne une insatisfaction de plus en plus grande chez certains patients. Beaucoup, habitués et nourris de la notion de toute-puissance médicale, considèrent que tout dysfonctionnement, même bénin, doit trouver rapidement sa solution. C'est pourquoi ils se tournent alors vers des médecines qui ne s'embarrassent pas de résultats, affirment sans prouver, mais prétendent avoir réponse à tout. Au médecin, logiquement impuissant, se substitue alors la réponse du charlatan, du gourou, et plus généralement du praticien de médecines non conventionnelles, experts dans l'art du verbiage stérile et de la rhétorique creuse.

Sortie par la science des abîmes de l'obscurantisme, du simplisme de la constatation, de la mainmise des charlatans et des profondeurs de la croyance, la pratique médicale s'est peu à peu affirmée comme une technique construite sur des bases scientifiques. Malheureusement, elle s'est ensuite laissé emporter par sa réussite vers des dérives mercantiles et une volonté de toute-puissance. La réaction qui s'en est suivie est parfaitement explicable, faute d'être acceptable.

Force est aujourd'hui de constater qu'il existe de la part des citoyens une demande qui peut, d'une certaine manière, s'avérer légitime. Il existe aussi, que cela plaise ou non, une offre considérable de méthodes irrationnelles sur lesquelles il est peu de prise dans la société actuelle, nourrie de virtualité et soumise à des médias forts peu éthiques.

Chacun est libre de choisir la prise en charge qui lui convient. Chacun est libre de ses choix, s'il est clairement informé des risques qu'il prend. Il n'est donc pas concevable que soit menée de façon autoritaire une répression scientiste qui n'aurait comme résultat que de générer plus d'adeptes pour ces nouveaux martyrs. Les médecines non conventionnelles, c'est un fait, ont actuellement droit de cité, mais aucune ambiguïté ne doit être entretenue sur la valeur de ces pratiques par l'autorité de médecins naïfs ou intéressés, pas plus qu'on ne doit accepter de leur part le moindre détournement de fonds publics.

D'une certaine façon, nous nous trouvons aujourd'hui à la croisée des chemins. Nos décideurs auront-ils le courage de chasser hors de la médecine ces « marchands du temple » ? Pour cela, il leur faudra d'abord remettre à plat l'ensemble de la pratique médicale, la formation des médecins, leur recrutement, leur rémunération et leur toute-puissance autoproclamée ! En auront-ils le courage ? Sauront-ils prendre le risque de l'impopularité ?

Si ce n'est pas le cas, il est à craindre qu'une dégénérescence de la médecine s'effectue sur la base du verbiage postmoderne. Il ne saurait alors en découler qu'une médiocrité croissante consécutive à la disparition de l'idée de progrès et à la négation de la notion de preuves.

SOURCES

Cet ouvrage est un essai, c'est-à-dire : « *une œuvre de réflexion explorant un sujet donné, selon le point de vue de l'auteur* », l'intégralité des sources n'a donc pas été intégrée dans le texte. Les lecteurs qui souhaiteraient aller plus loin trouveront ci-dessous la liste restreinte des principaux ouvrages, rapports et articles qui ont servi de sources. Bien entendu, les médias les plus divers ont été consultés : sites Internet, hebdomadaires, quotidiens, ou émissions de radio…

- Akrich Madeleine, Méadel Cécile., Internet : intrus ou médiateur dans la relation patient/médecin ?, dossier « La place des usagers dans le système de santé ».
- Baillargeon Normand, L'affaire Sokal, Le Devoir (Montréal).
- Bontoux Daniel, Couturier Daniel, Menkès Charles-Joël, Thérapies complémentaires - acupuncture, hypnose, ostéopathie, tai-chi - leur place parmi les ressources de soins, Académie Nationale de Médecine, Rapport / 5 mars 2013.
- Burton Richard.,Un toubib en colère, Hachette Littératures.
- Cour des comptes, Rapport Sécurité sociale 2011 – septembre 2011.
- Degos Claude-François, Roland Jacques, Deaux Xavier, Réflexions sur les études de médecine, Rapport adopté lors de la session du Conseil national de l'Ordre des médecins de mai 2007.

- Fagon Jean-Yves, Viens-Bitker Catherine, Médecines complémentaires à l'AP-HP, Rapport Mai 2012.
- Kouchner Bernard, La dictature médicale, Robert Laffont.
- Lazarus Antoine, Delahaye Gérard, Médecines complémentaires et alternatives : une concurrence à l'assaut de la médecine des preuves ?, Presses de Sciences Po | Les Tribunes de la santé n° 15.
- Lehmann Christian, Patients si vous saviez…, Robert Laffont.
- MILON Alain, MÉZARD Jacques, Rapport au nom de la commission d'enquête sur l'influence des mouvements à caractère sectaire dans le domaine de la santé, Sénat 3 avril 2013.
- Reynaudi Mathilde, Quelle réponse des pouvoirs publics à l'engouement pour les médecines non conventionnelles ?, Centre d'analyse, Note d'analyse n° 290 - octobre 2012.
- Schetgen, L'évolution de la Médecine Générale, Rev Med Brux - 2006.
- Scranabek, Mc Cornick, Idées folles, Idées fausses en médecine, Opus, Ed Odile Jacob.
- Sicard Didier, Penser solidairement la fin de vie, RAPPORT 18 décembre 2012.
- Sokal Alan, Pseudosciences & postmodernisme, Ed Odile Jacob.
- Sokal Alan, Bricmont Jean, Impostures intellectuelles, Ed Odile Jacob.
- Science et pseudo-sciences, Science et raison : où est l'héritage des Lumières ?, N°304, avril 2013.

ANNEXE I

Note : Cet article est le texte d'une intervention faite au colloque médical de la 19e Journée Régionale du Groupe Aquitaine Douleur à Bordeaux

Placebo, es-tu la ?

« En fait, vous n'avez pas besoin de donner un placebo pour obtenir un effet placebo et donc nous pouvons maintenant réfléchir à comment nous pouvons maximiser la composante placebo dans des soins de routine » Damien Finniss 2010

La scène se passe dans un bloc chirurgical où l'on se prépare à effectuer une opération de la cataracte. Le patient est étendu sur la table d'opération. On est passé quelques minutes plus tôt pour étaler sur sa cornée le gel anesthésique qui permettra de réaliser l'opération sous simple anesthésie locale. Le chirurgien arrive en compagnie de l'anesthésiste. Ils sont en grande discussion et ne semblent pas vraiment d'accord.

« Il est prouvé, affirme le chirurgien, que dans un traitement médicamenteux, 30 % de l'action obtenue est due à l'effet placebo ».

« J'en doute, rétorque son interlocuteur, je pense que cette histoire de placebo fait partie des mythes médicaux au même titre que le fait que nous n'utilisions que 10 % de notre cerveau, que les cheveux et ongles poussent après la mort ou que les téléphones cellulaires créent des interférences dans les hôpitaux[1] ».

« Non, affirme le chirurgien, du ton de celui qui tient la première place, ce fait est avéré et a été prouvé par de nombreuses études ».

L'anesthésiste hoche la tête avec un léger sourire, mais ne rétorque pas. Quant au patient qui, par hasard, aurait beaucoup de choses à dire sur le sujet, il garde le silence, car la moindre des prudences veut qu'on ne polémique pas avec quelqu'un qui est en train de vous aspirer le cristallin.

Cette anecdote, authentique, serait sans intérêt si elle ne concernait pas deux membres du corps médical. Pourquoi pareille incertitude ? Pourquoi pareille méconnaissance d'un sujet pourtant fondamental ?

Cette foi en un placebo surpuissant, magique et mystérieux est chose courante dans le public et elle sert de justification au recours à des médecines non conventionnelles qui n'ont jamais été capables de présenter de preuves solides d'efficacité, mais on voit qu'elle persiste toujours dans le corps médical.

Pour savoir si l'effet placebo est une réalité ou s'il est à placer dans la même catégorie que les esprits frappeurs, il est bon de remonter un peu dans l'histoire.

HISTORIQUE DE L'EFFET PLACEBO

Bien que connu depuis fort longtemps, la reconnaissance de l'effet placebo découle de la généralisation des études cliniques contrôlées (ECC) par la Cornell Conferences of therapy en 1946.

La popularisation de cet effet ne sera réelle qu'après les publications de Beecher (1955) et de Haas (1959).

Beecher étudie 1052 patients issus de 15 études et obtient, toutes pathologies confondues, une moyenne de 32 % d'effet placebo. Ces résultats sont confirmés par Haas, quelques années plus tard, à partir de 1400 cas issus de 96 articles. Il trouve lui aussi une moyenne de l'ordre de 30 %, mais distingue de notables variations selon les pathologies. Les améliorations dans le domaine de la douleur pouvant aller de 15 % à 60 %.

La conséquence de ces articles sera la mise en place d'un modèle additif simple qui considère l'effet placebo comme la différence entre l'effet global observé et l'effet pharmacologique. Il est alors textuellement défini comme « *le changement d'état clinique produit par l'administration d'un placebo* ».

Cette définition est importante, car elle attribue une causalité (« produit par ») à ce qui n'est en fait qu'une corrélation.

Il faudra attendre longtemps pour que cette conception soit remise en cause. La raison en est que l'effet placebo est un mécanisme fort peu connu, parce que fort peu étudié.

Ce manque d'intérêt vient sans doute du fait que l'effet placebo se positionne en concurrence avec l'action du médecin et lui retire un peu du mérite de la guérison. De plus, le placebo n'intéresse pas l'industrie pharmaceutique à laquelle on doit le financement de la majorité des études. Celle-ci se contente de rechercher l'effet pharmacologique de son produit et se soucie fort peu des autres mécanismes d'action.

En un demi-siècle, on recense une vingtaine d'études sur le placebo proprement dit et quelques centaines seulement sur le placebo dans le cadre d'études pharmacologiques. Ceci est à comparer aux milliers d'études réalisées sur les médicaments.

Les conséquences de cet état de fait sont nombreuses.

Elles vont, de la mise en avant, y compris dans des articles relativement récents, de nombreuses études anciennes à la méthodologie incertaine, à la persistance de certaines idées reçues — dont le fameux 30 % — et la non-remise en cause des modèles utilisés.

Les auteurs d'un article (Kienle GS, Kiene H. 1997) qui fut l'un des premiers à désacraliser l'effet placebo écrivent : « *Les fausses impressions d'effets placebo peuvent être produites de différentes manières* ». Ils citent de nombreux exemples parmi lesquels : *« L'amélioration spontanée »*, *« la fluctuation des symptômes »*, *« la régression à la moyenne »*, *« la prise d'un traitement supplémentaire »*, *« un biais dans l'échelle d'évacuation »*, *« des réponses de politesse »* et bien d'autres encore. Et ils constatent : *« Ces facteurs sont encore fréquents dans la littérature moderne sur le placebo »*.

Sachant que plus de 800 articles ont été analysés par les auteurs, on peut noter que toute référence antérieure à cette publication doit être prise avec la plus grande circonspection.

LA REMISE EN QUESTION
Cette remise en question viendra du fait que de nombreux chercheurs constatent qu'on ne tient pas compte de la guérison naturelle, ce qui est assez curieux dans la mesure où de nombreuses pathologies guérissent spontanément. Le journal Prescrire dans son numéro de février 2007 écrit, par exemple à ce sujet : *« on estime qu'en l'absence de traitement, 50 à 70 % des cystites aiguës simples guérissent spontanément, après avoir été le plus souvent asymptomatique pendant plusieurs mois »*.

En fait, on appelle effet placebo le résultat obtenu dans le groupe qui est soumis à un placebo. (voir figure 1 - page suivante)

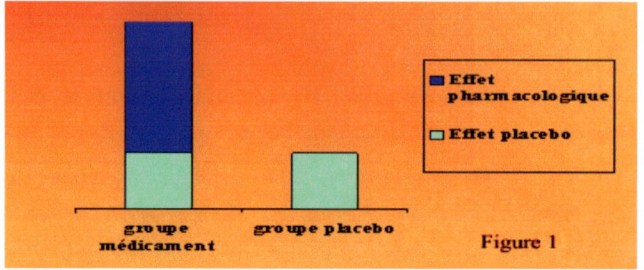

Figure 1

Il est donc nécessaire de concevoir une nouvelle modélisation dans laquelle l'effet constaté est égal à l'effet spécifique du médicament étudié auquel vient s'ajouter un effet non spécifique complexe, dans lequel la guérison naturelle tient une bonne part. On aura donc maintenant le schéma suivant de la figure 2.

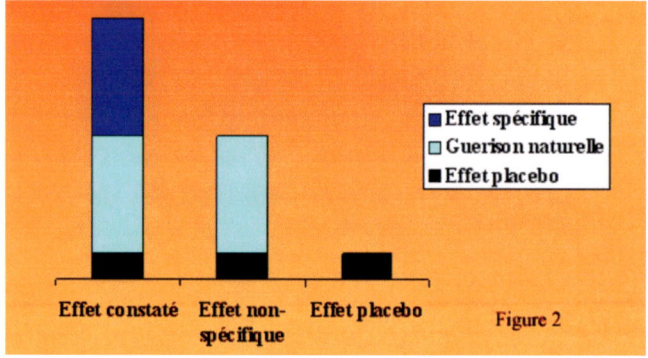

Figure 2

L'équation qui en résulte devient : effet observé = effet spécifique + guérison naturelle + un résidu que nous appellerons encore provisoirement effet placebo.

Mais, ce nouvel « effet placebo » n'est-il pas à son tour constitué d'éléments différents ?

On comprend aisément que parmi ceux-ci apparaissent en premier lieu les erreurs de mesure effectuées lors de l'essai.

Ces erreurs de mesure sont multiples et dépendent du type d'étude réalisée.

Les plus connues sont : le phénomène de régression à la moyenne, l'effet Hawthorne, le paradoxe de Simpson, le phénomène Will Rogers, etc.

On peut en imaginer d'autres, par exemple une imprécision dans l'inclusion des sujets lors de l'essai ou le fait que les patients consultent plutôt lorsqu'ils sont au sommet de la crise.

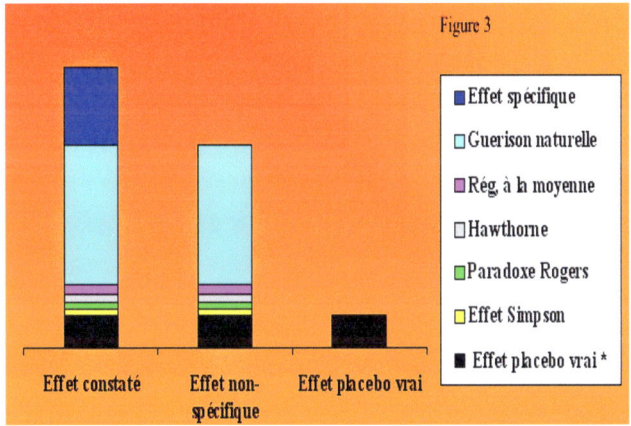

Si l'on retranche à nouveau toutes ces erreurs de mesure, le résidu peut prendre le nom d' « effet placebo vrai », comme l'a proposé Ernst (1995), afin de bien le distinguer du « faux » effet placebo dont on parle traditionnellement. (figure 3)

LES POLEMIQUES

Cet effet placebo est tellement réduit par rapport à la conception initiale que certains vont même jusqu'à se demander s'il existe vraiment.

Le premier coup sérieux contre les idées reçues concernant l'effet placebo fut porté par Kienle GS et Kiene H. (1996).

Les auteurs eurent l'idée de reprendre l'étude de Beecher pour en vérifier la validité. Dans leur conclusion, ils écrivent : « *Depuis 1955, lorsque Beecher HK a publié son classique "The Powerful Placebo," il a été généralement admis que 35 % des patients présentant toute une grande variété de troubles peuvent être traités avec des placebos seuls. Au cours des dernières années, la moyenne des taux de guérison de 70 %, et jusqu'à 100 %, ont également été cités. […] Il a été postulé que des placebos peuvent prolonger la vie, que leurs effets se produisent dans la chirurgie, ainsi que dans la médecine…*

Dans cet article, la source du matériel qui forme la base scientifique de ces demandes a été examinée. L'analyse montre que les études sur lesquelles ces idées sont fondées, sauf peut-être dans l'asthme bronchique, ne peuvent en aucune manière justifier les conclusions tirées. La vérité est que l'effet placebo est contrefait par une variété de facteurs […] »

Et les auteurs sont les premiers à affirmer qu'« *une autre erreur de jugement est le manque de clarté du concept de placebo lui-même* ». Ils concluent sans ambages « *que la littérature relative à l'ampleur et la fréquence de l'effet placebo n'est pas fondée et largement surestimée, si elle n'est pas entièrement fausse. Ils posent enfin la question de savoir si l'existence du soi-disant effet placebo n'est pas en effet lui-même en grande partie ou totalement, illusoire ».*

C'est ce qu'on appelle lancer un pavé dans la mare.

Pourtant, cette étude, pas plus que la suivante publiée un an plus tard par les mêmes auteurs sur le même sujet (Kienle GS et Kiene H 1997), ne provoquera que peu de réactions, bien qu'elle présente toutes les qualités requises et qu'elle soit publiée dans un journal de référence.

Et pourtant, ce n'est pas pour rien qu'on parle aujourd'hui couramment d'« erreur de Beecher » !

Il faudra attendre 6 ans pour qu'une autre étude, arrivant aux mêmes conclusions, réveille la torpeur des milieux médicaux.

En 2001, Hrobjartsson A et Gotzsche PC publient un travail s'appuyant sur 214 études regroupant 8525 patients.

Leurs conclusions sont les suivantes : « *Nous avons trouvé peu de preuves, en général, que les placebos aient eu des effets cliniques puissants [...] ils ont de petits avantages possibles dans les études qui s'appuient sur des résultats subjectifs et pour le traitement de la douleur* » et ils concluent « *... En dehors de la mise en place d'études* *cliniques, il n'y a aucune justification pour l'usage des placebos* ».

Cette étude, qui va à l'encontre des idées reçues, va être, cette fois, largement contestée, mais les controverses qui s'en suivront seront très fertiles.

Pour mieux comprendre ce paradoxe, une autre équipe, Vase et coll (2002), reprend l'étude de Hrobjartsson en la séparant en deux méta-analyses, suivant qu'il s'agit d'un essai sur le placebo ou d'un essai de médicaments comportant un groupe à évolution naturelle. Il montre qu'en fait les deux groupes de l'étude Hrobjartsson sont en fait deux groupes placebo, car les patients du groupe à évolution naturelle savent qu'ils font partie d'une étude clinique et sont régulièrement évalués par les médecins. En fait, l'utilisation ou non d'un « objet » placebo ne change rien et c'est pourquoi les auteurs proposent une nouvelle définition : « *la réponse placebo est la réduction de l'un des symptômes à la suite de la perception par le sujet des facteurs liés à l'intervention thérapeutique* ».

On constate donc que la terminologie qui entoure ce fameux placebo est extrêmement ambiguë, puisque l'effet placebo n'apparaîtrait plus lié à l'objet placebo et que cette définition nouvelle nécessiterait de bien distinguer « l'effet placebo », de « l'effet mesuré sur le groupe placebo » et de « l'effet du placebo ».

On ne saurait espérer la compréhension du public ni même celle du corps médical qui ne dispose pas forcement du temps pour se pencher sur ces subtilités syntaxico-sémantiques, sans recourir à une clarification, en cessant d'utiliser le même mot dans plusieurs acceptions sans rapport entre elles.

UN ESSAI DE CLARIFICATION

Il semble naturel, dans l'état actuel des choses, de distinguer deux cas.

Si on est dans le cadre d'un essai clinique contrôlé, ce qui importe, c'est de déterminer l'effet spécifique du traitement. Le reste qui se nomme « effet non spécifique », est constitué d'éléments complexes et n'intéresse pas le promoteur de l'étude.

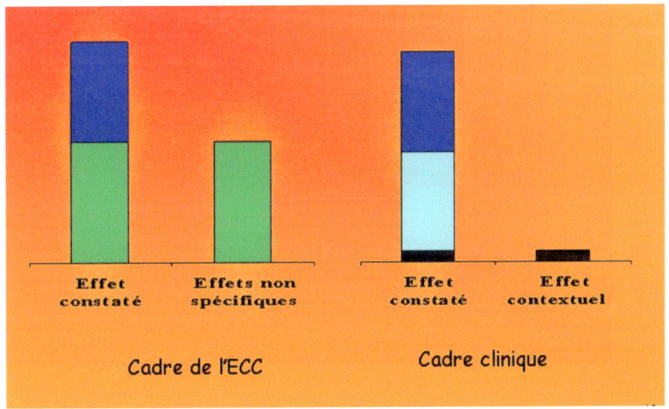

Dans le cadre clinique par contre, sur un patient naïf, l'effet constaté est égal à l'effet pharmacologique auquel s'ajoute la guérison naturelle et un effet que nous avons nommé « placebo vrai », mais qu'il serait préférable, pour

les raisons indiquées plus haut, de désigner désormais par
« **effet contextuel** » [2], comme l'ont proposés plusieurs
chercheurs (Di Blasi et coll 2003) (Miller et Kaptchuk
2008).

Les erreurs de mesure ont évidemment disparu dans ce
cadre, ce qui explique que l'effet global puisse être
légèrement inférieur à celui constaté dans le cas de
l'étude clinique.

MISE EN ŒUVRE DE L'EFFET CONTEXTUEL
Reste à savoir quels sont les éléments qui peuvent entrer
en jeu dans la mise en œuvre et dans l'optimisation de
cet effet contextuel.

Le premier élément est le rituel thérapeutique : les
résultats sont différents selon la voie d'administration, le
goût, le nom, le prix, la couleur, etc. Plusieurs études ont
confirmé l'action de certains de ces paramètres.

Le second tient aux conditions environnementales :
personnalité et croyances du patient, attitude de son
entourage, lieu où se réalisent des soins, attention de
l'équipe soignante, etc..

Enfin, il semble bien que l'élément majeur soit la relation
patient/praticien.

Afin de déterminer l'influence de ces trois facteurs,
d'évaluer leur importance relative et de voir comment ils
peuvent être combinés pour apporter une amélioration
clinique, un chercheur (Ted J Kaptchuk 2008) a constitué

trois groupes de patients atteints du syndrome du colon irritable. Les premiers ont été placés en observation sur une liste d'attente, les seconds ont reçu une acupuncture placebo simple et les troisièmes une acupuncture placebo accompagnée d'une attention particulière du praticien (relation chaleureuse, mise en confiance, attention soutenue). Au bout de six semaines, on a constaté un soulagement respectivement de 28 %, 44 % et 62 %. L'auteur conclut que « *les effets non spécifiques peuvent produire des résultats statistiquement et cliniquement significatifs et la relation patient-médecin en est le principal composant* ».

LES MECANISMES PSYCHOLOGIQUES
Ils font intervenir deux éléments qui peuvent agir simultanément ou séparément.

Le conditionnement

Le conditionnement est connu depuis les travaux de Pavlov. Celui-ci a montré que si on habituait un chien à accompagner l'arrivée de sa nourriture par des stimuli sonores, au bout d'un certain temps, le réflexe de salivation du chien pouvait être déclenché par les seuls stimuli en absence de nourriture.

On retrouve ce mécanisme lors de la prise d'un placebo et Gôtzsche (1994) a pu écrire dans le Lancet : « *Une pilule de lactose a une action plus marquée chez des personnes ayant déjà réagi favorablement à la prise d'une benzodiazépine que chez celles qui n'en ont jamais pris* ».

La suggestion

Le pouvoir de la suggestion est connu depuis longtemps. On peut citer son utilisation par Anton Mesmer sous le fallacieux prétexte d'un soi-disant magnétisme animal ou, plus près de nous, par la fameuse méthode Coué.

Des études plus récentes mettent en évidence son rôle dans la mise en œuvre de l'effet contextuel.

Ainsi, Thomas KB (1987) a suivi 200 patients ayant des maladies fonctionnelles. Il les a divisés en 4 groupes recevant placebo/rien et consultation positive/négative. Le premier groupe reçoit donc placebo et consultation positive (assurance du bon diagnostic, certitude de guérison), le second, consultation négative (hésitation sur le diagnostic, manque de confiance dans l'évolution de la maladie) sans placebo et les 2 autres groupes soit placebo et consultation négative, soit consultation positive sans placebo. Après 2 semaines, 64 % contre 39 % des patients sont améliorés selon le type de consultation, mais on ne constate aucune différence significative selon qu'ils reçoivent ou non un placebo. L'amélioration constatée est donc due à la suggestion créée par le médecin et n'a rien à voir avec la prise ou non d'objet placebo.

Ceci confirme bien que comme l'écrivent François Bourreau et Christian Guy Coichard (2003) : « *il est inutile de recourir à un placebo pour induire un effet placebo* ». Ce qu'on pourrait écrire plus clairement aujourd'hui en disant que l'objet placebo n'est pas nécessaire à l'effet contextuel.

Mecanismes neurobiologiques

Comprendre les mécanismes psychologiques qui servent d'intermédiaires entre le contexte du soin et l'apparition d'un effet thérapeutique ne suffit pas. Encore doit-on chercher comment ces mécanismes psychologiques peuvent, à leurs tours, provoquer des modifications biochimiques et neurobiologiques qui, seules, peuvent être génératrices de résultats mesurables.

Les opioïdes endogènes

Ce n'est pas un hasard si la très grande majorité des études sur le placebo s'effectuent dans le domaine de la douleur, qu'elle soit artificiellement provoquée ou non. C'est en effet dans ce domaine qu'on obtient les effets non spécifiques les plus importants.

Une étude (Levine et coll 1981) illustre parfaitement la puissance du contexte dans la douleur. Les auteurs étudient l'action, en intraveineuse, de la morphine et d'un placebo sur 74 patients ayant subi l'extraction d'une troisième molaire. Deux heures après le début de l'anesthésie, tous les patients ont reçu un placebo (salin intraveineux) en ouvert[3]. Une heure après, chaque patient a reçu, soit un deuxième placebo en ouvert, soit 4, 6, 8 ou 12 mg de morphine, en double aveugle, par administration cachée. Le niveau de douleur a été évalué 50 minutes après en utilisant une échelle analogue visuelle. Le soulagement moyen de la douleur à la suite de l'administration du deuxième placebo s'est avéré être équivalent à celui obtenu après l'administration cachée de 4 à 6 mg de morphine et aucun patient n'a ressenti de soulagement complet, même à la dose la plus élevée de la morphine (12 mg).

On ne peut que constater l'extrême importance de l'effet contextuel dans le soulagement de la douleur.

C'est pourquoi l'hypothèse a été faite que l'action constatée était due à la sécrétion d'opioïdes par l'organisme du patient.

Les résultats des études sur ce sujet sont assez nombreux et concordants. Ils confirment cette hypothèse.

On peut citer parmi les plus significatives une étude (Petrovic et coll 2002) dans laquelle on a provoqué chez des volontaires une légère brûlure de la peau. Ils sont séparés en trois groupes qui reçoivent, soit un antalgique morphinique, soit un placebo, soit rien. En réalisant alors un TEP scan, chez les patients soulagés, on constate que l'antalgique et le placebo sont associés à une augmentation de l'activité dans le cortex cingulaire antérieur rostral (RACC) et dans le tronc cérébral, des zones impliquées dans le soulagement de la douleur. Pour avoir confirmation, on donne aux patients de la naloxone[4] et l'on constate l'arrêt du soulagement.

Les neurotransmetteurs
La dopamine

On a remarqué que l'effet contextuel semblait actif dans la maladie de Parkinson. Cette maladie est une affection qui provoque la dégénérescence des neurones dopaminergiques, se traduit par un déficit en dopamine du système négro-strié et se manifeste par des troubles des mouvements.

R. De la Fuente-Fernandez et coll. (2001) ont utilisé du raclopride marqué, une molécule se liant aux récepteurs dopaminergiques, pour détecter au TEP scan les récepteurs cérébraux de la dopamine. Les malades recevaient soit une injection de lévodopa, soit un placebo. Ils ont constaté que le placebo produisait la même action sur les récepteurs de la dopamine, donc qu'il déclenchait probablement une libération de dopamine endogène dans le cerveau. Ils concluent : « *Nos résultats indiquent que l'effet placebo dans la maladie de Parkinson est actif et est médié par l'activation du système dopaminergique nigrostrié endommagé* ».

Encore faut-il avoir la certitude que cette constatation d'imagerie se traduit bien dans les résultats cliniques.

Une étude plus récente (Fregni et coll. 2006) vient en effet tempérer les résultats précédents. Elle étudie cette fois les effets obtenus, non seulement par le ressenti du patient, mais aussi par des tests objectifs. Les auteurs ont cherché à étudier les effets immédiats de deux types différents de placebo (pilule et simulacre de stimulation magnétique transcrânienne) et les ont comparés au traitement standard par la lévodopa. La fonction motrice subjective a été mesurée par une échelle visuelle analogique et la fonction motrice objective par l'échelle unifiée de la maladie de Parkinson (UPDRS). La conclusion est que : « *Les interventions placebo dans la maladie de Parkinson produisent immédiatement une sensation subjective d'amélioration, mais le résultat n'est pas un facteur significatif de changement objectif par rapport au traitement avec la lévodopa* ».

La sérotonine
Mayberg HS et coll. (2002) réalisent une étude en double aveugle randomisée sur 17 patients qui sont hospitalisés pour six semaines en testant la fluoxétine contre placebo. Ils réalisent un TEP Scan avant le traitement, une semaine après et enfin à la sixième semaine. Dans chaque groupe, ils vont trouver quatre patients améliorés et constateront chez ceux-ci une augmentation d'activité dans la région liée aux émotions. Pourtant, le soulagement sera moins durable avec le placebo.

POUR UNE CLARIFICATION

Nous venons de voir que l'effet contextuel est un élément essentiel en ce qui concerne la douleur et sans doute aussi les diverses maladies fonctionnelles. Il agit sur la perception subjective, mais aucune preuve d'action n'a jamais été apportée dans le domaine des pathologies infectieuses ou tumorales. Quant à la réalité de son intervention et l'importance de son action dans la maladie de Parkinson ou la dépression, elle reste à préciser.

Que le placebo, en tant qu'objet, soit utile lors des ECC est une évidence. Dans ce cadre, les comités d'éthique exigent que le patient soit informé et donne son « consentement éclairé ». Le problème qui a été depuis longtemps débattu est celui de son utilisation en clinique. Beaucoup d'arguments vont à l'encontre de son usage en pratique soignante.

A-t-on le droit de tromper le patient ? A-t-on le droit de se passer de son consentement ? Peut-on risquer de détériorer durablement la relation médecin/patient si celui-ci comprend qu'il a été trompé ?

Une meilleure connaissance du phénomène rend caduques ce type de questions.

Dans la mesure où l'« effet placebo » n'est qu'un effet contextuel qui ne dépend pas de l'utilisation ou non d'un objet inactif, il peut et doit être utilisé en pratique soignante. Il peut sans doute se substituer à toute prescription dans certaines maladies fonctionnelles et à coup sûr potentialiser l'effet des médicaments prescrits dans de nombreux cas (antalgiques, antidépresseurs…).

Les auteurs d'une étude très récente (Finniss et coll. 2010) explicitent parfaitement cette problématique lorsqu'ils écrivent : « *Depuis de nombreuses années, les placebos ont été définis par leur contenu inerte et leur utilisation comme témoins dans les essais cliniques et les traitements dans la pratique clinique.* Des recherches récentes montrent que les effets placebo sont de véritables événements psychobiologiques imputables au contexte thérapeutique global, et que ces effets peuvent être importants à la fois en laboratoire et en milieu clinique. Il est également prouvé que l'effet placebo peut exister dans la pratique clinique, même si aucun placebo n'est donné. Plus tard, la promotion et l'intégration des recherches cliniques et de laboratoires permettra des progrès dans l'utilisation éthique des mécanismes de placebo qui sont inhérents aux soins cliniques de routine et encouragera l'utilisation des traitements qui stimulent l'effet placebo ».

Alors ! Placebo es-tu là ?

L'objet placebo est là et bien là ! Il sera encore longtemps irremplaçable dans la réalisation des incontournables études cliniques contrôlées.

L'effet du placebo, lui, est inexistant. Quant à l'effet « dit » placebo, si son existence est incontestable, quoique limitée, il conviendrait plutôt de le nommer simplement « effet contextuel », afin de mieux faire comprendre sa vraie nature et d'en faire disparaître la connotation magique.

Références

BEECHER (HK), (1955) The powerful placebo. JAMA ; 159 : 1602-6

BOUREAU (F), COCHARD (CG) ,(2003) Douleur et effet placebo. La lettre de l'institut UPSA de la douleur ; 19.

DE LA FUENTE-FERNANDEZ et coll, (2001) Expectation and dopamine release : mechanism of the placebo effect in Parkinson's disease. Science; 293 : 1164-6.

DI BLASI Z, KLEIJNEN J. (2003). Context effects. Powerful therapies or methodological bias ? Eval Health Prof, 26, 166-179.

ERNST E, RESCH KL. (1995). Concept of true and perceived placebo effects. BMJ, 311, 551-553.

FINNISS (G),(2010), Biological, clinical, and ethical advances of placebo effects The Lancet, 375, Issue 9715, Pages 686 - 695, 20

FREGNI (F),(2006).Immediate Placebo Effect in Parkinson's Disease - Is the Subjective Relief Accompanied by Objective Improvement? European Neurology 56, No. 4, 2006

GOTZCHE (PC),(1994). Is there logic in the placebo ? Lancet, 344, 925-926.

HAAS (H.) et coll, (1959). Das Placeboproblem Fortschritte der Arzneimittelforschung ; 1 : 279-454

HROBJARTSSON A, GOTZCHE PC. (2001). Is the placebo powerless ? An analysis of clinical trials comparing placebo with no treatment. N Engl J Med, 344, 1594-1602.

KIENLE GS, KIENE H. (1997). The powerful placebo effect : fact or fiction ? J Clin Epidemiol, 50, 1311-1318.

Levine (JD) et coll, (1981) Analgesic responses to morphine and placebo in individuals with postoperative pain. Pain 10(3):379-89.

MAYBERG (HS) et coll. (2002). The functional neuroanatomy of the placebo effect. American Journal of Psychiatry 159, 728-737.

THOMAS KB. (1987). General practice consultations : is there any point in being positive ? BMJ, 294, 1200-1202.

Notes

1) Ces mythes et plusieurs autres ont été réfutés dans un article « Medical myths » BMJ 2007;335:1288-1289 (22 December)

2) Dans la suite de cet article, le terme « effet placebo » désigne « l'effet placebo vrai » ou « effet contextuel ».

3) Lors d'une intervention « en ouvert », le patient reçoit les soins avec intervention du personnel soignant (pose d'intraveineuse, échanges verbaux...). En administration cachée, l'injection se fait sans intervention du personnel par une pompe automatique, à l'insu du patient.

4) Antagoniste des morphiniques.

ANNEXE II

À PROPOS DE L'EFFICACITE DE L'ACUPUNCTURE

Comme nous l'avons vu plus haut, le centre d'analyse stratégique, dans sa publication, prétend que : « *son efficacité a été démontrée pour les douleurs chroniques, traitement de migraine et l'apaisement des nausées et vomissements après une chimiothérapie ou une opération* », en s'appuyant sur une ancienne publication de l'OMS datant de 2003.

L'examen des études sérieuses et plus récentes à propos de ces traitements fournit des conclusions bien différentes.

Concernant les nausées induites par une radiothérapie, on peut s'appuyer sur deux études de qualité.

La première, publiée en septembre 2007, est intitulée : « *L'acupuncture ne réduit pas les nausées induites par la radiothérapie, mais les patients croient qu'elle le fait* »[1]. Cette étude a été réalisée sur 215 patients atteints de différents types de cancer, traités soit par une acupuncture active, soit par une acupuncture placebo provoquant une sensation d'aiguille identique, bien qu'elle se rétracte dans le manche au contact de la peau. Les patients ont rempli le questionnaire concernant leurs nausées et leurs vomissements pendant et après la radiothérapie. Les deux groupes de patients ont déclaré qu'ils pensaient que le traitement avait été actif, alors qu'en fait « *il n'y avait pas de différence statistiquement significative entre les groupes quant au nombre de jours avec des nausées ou des vomissements ou de l'intensité de la nausée* ». Enblom, l'auteur de la publication, a déclaré « *Notre étude peut indiquer que les attitudes et les attentes jouent un rôle majeur dans le ressenti de l'effet du traitement.* »

Une autre étude beaucoup plus récente[2], puisqu'elle date de mai 2012, vient confirmer ces résultats. Avec une méthodologie pratiquement identique, cette étude conclut : « *L'acupuncture n'est pas plus efficace que l'acupuncture simulée dans les nausées induites par la radiothérapie, mais dans cette étude, presque tous les patients des deux groupes ont déclaré que le traitement avait été efficace pour les nausées.* »

Dans un cas comme dans l'autre, on constate bien une absence d'action spécifique et la présence d'un effet subjectif caractéristique de l'effet contextuel.

En ce qui concerne la douleur, nous pouvons tout d'abord faire état de 2 études publiées sur les lombalgies chroniques.

La première comparait l'acupuncture, l'acupuncture simulée, et les soins usuels dans ce type de pathologie[3]. Un total de 638 adultes atteints de lombalgie chronique ont été séparés en quatre groupes recevant respectivement de l'acupuncture individualisée (traitement prescrit par le médecin au début de chaque visite), de l'acupuncture normalisée (prescription d'acupuncture standard considérée comme efficace par les experts pour la lombalgie chronique), de l'acupuncture simulée (exécuté avec des cure-dents insérés dans le tube de guidage de l'aiguille) et enfin un groupe de contrôle qui n'a reçu aucun soin, sauf ceux prescrits par leur médecin habituel. Les conclusions de l'étude indiquent que : « *bien que l'acupuncture ait été trouvée efficace pour la lombalgie chronique, le site de perforation et la pénétration de la peau semblaient être sans importance dans le déclenchement des avantages thérapeutiques* ».

Dans la seconde étude[4] publiée en septembre 2012, une étude contrôlée multicentrique et randomisée a été conduite dans quatre centres en Espagne pour évaluer les effets de l'acupuncture sur les patients atteints de lombalgie chronique en soins primaires. Un total de 275 patients ont été recrutés et répartis en quatre groupes comportant un groupe témoin (traitement conventionnel seul) et trois groupes d'acupunctures (vrai, simulée ou placebo). Le résultat montre que « *Les trois modalités d'acupuncture faisaient mieux que le traitement conventionnel seul et qu'il n'y avait pas de différence entre les trois modalités d'acupuncture ce qui implique que la véritable acupuncture n'est pas mieux que les acupunctures simulées ou placebo* ».

Une fois encore, en ce qui concerne la lombalgie chronique, l'acupuncture en tant que telle ne montre pas d'efficacité spécifique, seul l'effet contextuel, par le fait même de la prise en charge, fait à nouveau ses preuves.

Terminons en décrivant une méta-analyse[5] faite en 2010 qui a recherché dans 11 bases de données, sans restriction de langue, toutes les études réalisées depuis l'année 2000 concernant la réduction de la douleur par l'acupuncture. Il suffit de savoir que la conclusion de cette méta-analyse est que ces travaux : « *ont produit peu de preuves convaincantes que l'acupuncture est efficace pour réduire la douleur. Des événements indésirables graves, parfois mortels, continuent d'être signalés.* »

En rappelant ici que l'acupuncture prétend n'être pas une simple piqûre d'aiguille, mais qu'elle trouve son origine et sa présumée puissance dans l'existence de méridiens toujours inconnus et de points spécifiques qui définissent les lieux de perforation, il apparaît clairement que toutes les études montrent que l'acupuncture n'a toujours pas fait la preuve de son efficacité. Il apparaît évidemment que la prise en charge qui se manifeste alors génère un effet contextuel. Pourtant, sachant que l'acupuncture n'est pas sans risque et que l'effet contextuel n'a besoin ni d'objets ni d'action placebo pour se manifester et qu'il est d'autant plus important qu'il est associé à un traitement réellement efficace, l'utilisation de l'acupuncture ne se justifie donc absolument pas.

Pourtant, il est possible que les piqûres elles-mêmes aient une certaine activité qui reste à démontrer, à étudier et à encadrer, comme le montre l'article que j'ai publié dans Science et pseudo-science et qui est repris en annexe III.

Notes

1) Emma Ross Acupuncture does not reduce radiotherapy-induced nausea, but patients believe it does, Public release date: 26-Sep-2007

2) Enblom A et coll, Acupuncture compared with placebo acupuncture in radiotherapy-induced nausea--a randomized controlled study, Ann Oncol 2012 May; 23 (5) :1353-61.

3) Daniel C. Cherkin et coll. A Randomized Trial Comparing Acupuncture, Simulated Acupuncture, and Usual Care for Chronic Low Back Pain, Arch Intern Med. 2009;169(9):858-866

4) Vas J et coll. Acupuncture in patients with acute low back pain: a multicentre randomised controlled clinical trial.Pain. 2012 Sep;153(9):1883-9.

5) Ernst et coll. Acupuncture: Does it alleviate pain and are there serious risks? A review of reviews.Pain avr 2011; 152 (4) :755-64

ANNEXE III

ACUPUNCTURE ET EFFET PAILLASSON
Jean Brissonnet - Publié dans SPS n° 297, juillet 2011

Une étude publiée dans *Nature Neurosciences* et intitulée *« Les récepteurs A1 de l'adénosine sont les médiateurs des effets antidouleur de l'acupuncture »*[1], provoque depuis quelques mois une intense agitation dans les milieux favorables aux médecines traditionnelles.

Cette étude a été reprise, sans aucun esprit critique, par de nombreux médias (*Sciences Now, Sciences et Avenir*, etc.) avec des titres encore plus réducteurs du genre : *« comment l'acupuncture soulage la douleur chronique »*.

MYTHE DES ORIGINES
La co-directrice du Center for Translational Neuromedicine (University of Rochester), Maiken Nedergaard, qui a dirigé l'étude, a déclaré[2] : *« l'acupuncture a été un des piliers du traitement médical dans certaines parties du monde depuis 4000 ans, mais parce qu'elle n'a pas été parfaitement comprise, beaucoup de gens sont restés sceptiques »*.

Une nouvelle fois, les partisans des médecines non conventionnelles utilisent cet argument dénué de toute objectivité. Nombreux sont en effet les médicaments dont on ne connaît pas avec certitude le mécanisme d'action. La recherche scientifique fonctionne le plus souvent en sens inverse. C'est seulement après avoir prouvé l'efficacité d'un traitement par des études cliniques de grande ampleur que l'on se préoccupe de connaître ce mécanisme.

Par cette phrase, elle fait allusion aux nombreuses études qui, ces dernières années, ont conclu que l'acupuncture traditionnelle avait plus d'effet que l'acupuncture placebo (fausse acupuncture réalisée avec des cure-dents, des aiguilles rétractables ou une perforation superficielle). Ces études ont été jugées la plupart du temps de qualité médiocre ou leurs résultats attribuables à l'effet placebo. À titre d'exemple, la revue d'Evidence Based Medicine, *Minerva*, conclut à propos de l'une d'elles : « *Elle ne pourra néanmoins convaincre que les "convaincus"* »[3]. La plupart de ces études ont été effectuées sur la gonarthrose, les lombalgies chroniques, la cervicalgie ou les céphalées[4].

Pouvoir de suggestion

L'une des dernières études de ce genre, récemment publiée en septembre 2010, s'intitule : « *l'acupuncture traditionnelle chinoise n'est pas supérieure à l'acupuncture factice pour l'arthrose du genou, mais le traitement délivré avec confiance quant à l'amélioration est supérieur à l'administration du traitement de manière neutre* »[5]. Dans cette étude, six acupuncteurs licenciés en médecine chinoise traditionnelle ont réalisé l'intervention. L'acupuncture factice a été faite dans des points non méridiens avec des aiguilles peu profondes et une stimulation minime. Sur le plan de la communication, ils ont usé, soit d'une attitude positive du style : « je suis sûr que cela sera bon pour vous », soit d'une attitude neutre du genre : « peut-être cela sera-t-il bon pour vous, mais peut-être pas ». Un groupe en liste d'attente a servi de contrôle. Aucune différence statistiquement significative n'a été observée entre l'acupuncture chinoise traditionnelle et l'acupuncture simulée, mais les deux groupes ont vu des réductions significatives des symptômes par rapport au groupe d'attente. En revanche, une différence significative a été observée selon que les patients ont été l'objet d'une communication positive ou neutre. Et les auteurs de conclure : « *l'acupuncture traditionnelle chinoise n'a pas été supérieure à l'acupuncture factice pour l'arthrose du genou, cependant l'attitude des acupuncteurs a eu des effets significatifs, ce qui suggère que les avantages de l'acupuncture peuvent être partiellement expliqués par l'effet placebo résultant du comportement de l'acupuncteur* ».

Une fois encore, cette étude montre, s'il en était encore besoin, que l'effet dit « placebo » n'a besoin ni d'objets, ni d'action placebo, mais découle majoritairement de la relation patient/praticien. C'est ce résultat, aujourd'hui clairement établi, que l'étude de *Nature Neurosciences* a voulu combattre.

QUI S'Y FROTTE...
Il faut reconnaître que le travail fait par l'équipe de Maiken Nedergaard est rigoureux et que les résultats obtenus ne sont pas sans intérêt.

Les chercheurs ont d'abord vérifié que, après insertion d'aiguille d'acupuncture au point *Zu san li*, au voisinage du genou d'une souris, on pouvait relever près de la piqûre un taux important d'adénosine[6], une molécule antinociceptive naturellement présente dans l'organisme. Ils ont ensuite injecté une substance chimique qui se lie aux récepteurs cellulaires activés par l'adénosine, l'antagoniste du récepteur A1, et ils ont constaté que la souris présentait alors une plus grande sensibilité à la douleur. Cette sensibilité était mesurée par la vitesse à laquelle l'animal retirait sa patte après la brûlure ou le toucher. Pour confirmation, les chercheurs ont ensuite montré que ces effets n'étaient pas obtenus chez des souris génétiquement modifiées dépourvues des récepteurs A1 de l'adénosine. Cette étude montre clairement que, sur des souris normales, après introduction d'une aiguille, le taux d'adénosine est 24 fois plus grand qu'avant le traitement et que cela réduit la douleur des deux tiers. De plus, il faut tourner l'aiguille toutes les cinq minutes pour que l'effet persiste.

Ajoutons à cela que, une fois le rôle de l'adénosine identifié, l'équipe a exploré les effets d'un médicament contre le cancer, la deoxycoformycine, qui, administré aux souris, ralentit l'élimination de l'adénosine dans les tissus et semble avoir, de ce fait, prolongé les effets de l'acupuncture.

Tout cela explique-t-il que : « l'acupuncture soulage la douleur chronique » ? Pour le savoir, il faut revenir à la définition : « l'acupuncture est la stimulation de points spécifiques par insertion de fines aiguilles ». Ces points sont situés sur des méridiens dans lesquels circulerait « la force vitale ou l'énergie appelée Qi ». C'est l'existence supposée de ces méridiens et des points particuliers qui y figurent qui définit l'acupuncture.

Le seul élément de cette étude qui évoque réellement l'acupuncture est que l'expérience a été faite « au point Zu san li ». Or, ce point est défini pour l'homme, car il ne semble pas que l'acupuncture traditionnelle se soit réellement préoccupée du bien-être des souris. Du fait de la différence d'échelle et des constitutions différentes de l'homme et de la bête, il paraît peu probable qu'on puisse déterminer un point équivalent chez la souris. Notons par ailleurs que ce point se situe, chez l'homme, sur le méridien de l'estomac. C'est pourquoi il est aussi désigné par point « E 36 » (Estomac 36). Les manuels d'acupuncture traditionnelle lui confèrent une action sur : *« les maux d'estomac, les ballonnements abdominaux, les vomissements, la diarrhée, la dysenterie, l'indigestion, etc. »*. Or, l'étude en question s'est exclusivement intéressée à l'action sur le système nerveux périphérique, mais aucunement sur l'estomac.

En clair, ce travail ne justifie absolument pas l'acupuncture, mais montre simplement que le fait d'enfoncer une aiguille peut avoir, au niveau de la perforation, un effet antalgique.

MÉTONYMIE TROMPEUSE

Une fois de plus, on se trouve devant ce qu'Henri Broch appelle un « effet paillasson »[7], et qui consiste à « *désigner une chose ou un objet par un mot qui se rapporte à une autre chose* ». De même qu'on désigne « chaussures » par « pieds » sur un paillasson qui proclame « Essuyez vos pieds », dans cette étude, on désigne « piqûre » par « acupuncture ».

Il est regrettable que des chercheurs de qualité, capables de réaliser pareille étude, l'utilisent à des fins partisanes pour justifier des médecines d'un autre temps. D'autant que les scientifiques peuvent, sur ces résultats, imaginer des applications cliniques potentielles. On pourrait par exemple rechercher des composés non toxiques capables de ralentir l'élimination de l'adénosine formée par l'organisme lors d'un traumatisme léger. On pourrait même imaginer une méthode qui utilise des perforations locales par des aiguilles. Des études cliniques permettraient d'en définir objectivement les limites et les modalités d'utilisation. Quelles devraient être la taille et la forme des aiguilles utilisées ? Devrait-on piquer au plus près de la douleur ? Quelle devrait être la durée de pause ? Quelle devrait être la fréquence d'agitation ? Quels seraient les avantages et les inconvénients de cette méthode par rapport aux traitements habituellement utilisés ? Quel en serait le rapport bénéfice/risque ?

Après confirmation, cette technique pourrait alors prendre sa place, comme un simple outil parmi tant d'autres, dans le cadre de la médecine conventionnelle.

Rien à voir donc avec l'acupuncture, dont les points sont définis par une tradition ancestrale immuable, qui se présente comme une médecine globale capable de faire face à tous les dysfonctionnements de l'organisme et une voie alternative à la médecine conventionnelle.

Notes

1 Nat Neurosci. 2010 Jul ;13(7) :883-8. Epub 2010 May 30. Adenosine A1 receptors mediate local anti-nociceptive effects of acupuncture. Goldman N, Chen M, Fujita T, Xu Q, Peng W, Liu W, Jensen TK, Pei Y, Wang F, Han X, Chen JF, Schnermann J, Takano T, Bekar L, Tieu K, Nedergaard M.
2 http://www.urmc.rochester.edu/news/story/ index.cfm?id = 2880
3 http://www.minerva-ebm.be/fr/article.asp?id=1045.
4 http://www.minerva-ebm.be/fr/keyword.asp?keyword=acupuncture
5 J Physiother. 2011 ;57(1) :56.Traditional Chinese acupuncture was not superior to sham acupuncture for knee osteoarthritis but delivering treatment with high expectations of improvement was superior to delivering treatment with neutral expectations. Grotle M. Oslo University Hospital and Diakonhjemmet Hospital, Oslo, Norway
6 L'adénosine est un neuromodulateur du système nerveux central qui possède des récepteurs spécifiques. Quand l'adénosine se fixe sur ses récepteurs, l'activité nerveuse est ralentie.
7 http://www.unice.fr/zetetique/enseignement.html

Remerciements

Je tiens à remercier ma compagne Mary-Françoise pour ses encouragements et sa patience ainsi que mon ami Martin Brunschwig pour ses remarques, son humour et son précieux travail sur le texte